Hanan Elzeblawy Hassan
Amel AbdElaziem Mohamed
Sania Said Ghanem

Riduzione delle cadute nelle donne anziane

Hanan Elzeblawy Hassan
Amel AbdElaziem Mohamed
Sania Said Ghanem

Riduzione delle cadute nelle donne anziane

Conoscenze e pratiche degli infermieri

ScienciaScripts

Imprint

Any brand names and product names mentioned in this book are subject to trademark, brand or patent protection and are trademarks or registered trademarks of their respective holders. The use of brand names, product names, common names, trade names, product descriptions etc. even without a particular marking in this work is in no way to be construed to mean that such names may be regarded as unrestricted in respect of trademark and brand protection legislation and could thus be used by anyone.

Cover image: www.ingimage.com

This book is a translation from the original published under ISBN 978-620-7-47366-3.

Publisher:
Sciencia Scripts
is a trademark of
Dodo Books Indian Ocean Ltd. and OmniScriptum S.R.L publishing group

120 High Road, East Finchley, London, N2 9ED, United Kingdom
Str. Armeneasca 28/1, office 1, Chisinau MD-2012, Republic of Moldova, Europe
Printed at: see last page
ISBN: 978-620-7-39296-4

Copyright © Hanan Elzeblawy Hassan, Amel AbdElaziem Mohamed, Sania Said Ghanem
Copyright © 2024 Dodo Books Indian Ocean Ltd. and OmniScriptum S.R.L publishing group

Conoscenze e pratiche degli infermieri per ridurre le cadute tra le donne anziane.

Tesi

Presentato per il conseguimento del Master in
Infermieristica di Comunità.

Da

Sania Said Ghanem
(Laurea in Infermieristica, 1990)
Università di Alessandria

Consulenti di tesi

Dr. Salwa Ahmed Mohamed
Professore di Amministrazione infermieristica, Facoltà di Infermieristica, Università Beni-Suef

Dr. Hanan Elzeblawy Hassan
Professore di Infermieristica Ostetricia e Ginecologia, Facoltà di Infermieristica, Università Beni-Suef

Dr. Amel AbdElaziem Mohamed
Professore aggiunto di Infermieristica di salute comunitaria, Facoltà di Infermieristica, Università Beni-Suef

Facoltà di Infermieristica
Università Beni-Suef
2023

Riconoscimento

Innanzitutto, ringrazio **ALLAH**, il Misericordioso, per avermi indirizzato e fornito la forza per svolgere questo compito nel modo in cui l'ho svolto. Desidero esprimere il mio più sentito apprezzamento e i miei più sinceri ringraziamenti alla **Dottoressa Salwa Ahmad Mohammed**, Professore di Amministrazione Infermieristica - Università Beni-Suef e Vice Preside della Società e degli Affari Ambientali. La sua guida e assistenza, così come le sue osservazioni, mi hanno fornito la fiducia e la motivazione per completare la presente ricerca. Desidero estendere il mio sincero apprezzamento e rispetto alla **dottoressa Hanan Elzeblawy Hassan**, Vice Decano per gli Studi Post-Laurea e gli Affari di Ricerca della Facoltà di Infermieristica dell'Università Beni-Suef, per la sua supervisione, cooperazione e guida durante questo compito. Desidero inoltre esprimere il mio più sentito apprezzamento e ringraziamento al **Dr. Amel Abd Elaziem Mohamed**, Professore Assistente di Infermieristica di Comunità, Facoltà di Infermieristica dell'Università Beni-Suef, per il suo grande sostegno e i suoi consigli, le sue preziose osservazioni che mi hanno dato la fiducia e l'incoraggiamento per portare a termine questo lavoro. Vorrei esprimere la mia gratitudine a tutti gli anziani che hanno dedicato del tempo a partecipare a questo studio. Desidero ringraziare la mia famiglia e i miei amici per il loro amore, incoraggiamento, collaborazione e assistenza.

Conoscenze e pratiche degli infermieri per ridurre le cadute tra le donne anziane.

Da

Sania Said Ghanem

Astratto

Premessa: L'invecchiamento è un processo graduale che causa il deterioramento della funzione del sistema degli organi e la diminuzione della riserva fisiologica. Le teorie del danno descrivono il danno cellulare o molecolare causato da disturbi ambientali o da sottoprodotti metabolici. **Scopo dello studio:** valutare le conoscenze e le pratiche infermieristiche per ridurre le cadute tra le donne anziane dell'Ospedale Universitario di Beni-Suef. **Disegno di ricerca:** Un disegno esplorativo descrittivo **Impostazione:** Lo studio è stato condotto presso gli ambulatori dell'Ospedale Universitario di Beni-Suef. **Campione:** Un campionamento descrittivo trasversale composto da 100 infermieri (maschi e femmine) che fornivano assistenza ai pazienti collegati alla cura diretta dei pazienti presso l'ospedale di Beni-Suef. **Strumenti:** In questo studio sono stati utilizzati quattro strumenti; **Strumento I:** Caratteristiche personali degli infermieri, **Strumento II:** Scheda di valutazione delle conoscenze, **Strumento III:** Lista di controllo delle pratiche infermieristiche, **Strumento IV:** Misure di prevenzione delle cadute **Risultati:** Lo studio ha rilevato che quasi due terzi degli infermieri (62,0%) hanno una buona conoscenza della prevenzione delle cadute, mentre meno di un quinto (17,0%) ha un livello scarso. Meno di due terzi (61,0%) sono competenti nelle pratiche totali di prevenzione delle cadute, mentre quasi due quinti (39,0%) sono incompetenti **Conclusioni:** Lo studio ha rilevato che quasi due terzi degli infermieri avevano una buona conoscenza della prevenzione delle cadute tra le donne anziane durante il ricovero, mentre più di un quinto aveva un livello medio. Meno di due terzi erano competenti, ma quasi due quinti erano incompetenti. **Raccomandazione:** Dovrebbero essere condotti ulteriori studi per comprendere la combinazione di fattori che producono strategie di prevenzione delle cadute di successo a livello di unità.

Parole chiave: Caduta, Conoscenza degli infermieri, Pratica, Anziani

Indice dei contenuti

CAPITOLO 1: INTRODUZIONE	6
CAPITOLO 2: SCOPO DELLO STUDIO	11
CAPITOLO 3: REVISIONE DELLA LETTERATURA	13
CAPITOLO 4: SOGGETTI E METODI	66
CAPITOLO 5: RISULTATI	74
CAPITOLO 6: DISCUSSIONE	96
CAPITOLO 7: CONCLUSIONE	109
CAPITOLO 8: RACCOMANDAZIONE	111
CAPITOLO 9: RIASSUNTO	113
CAPITOLO 10: RIFERIMENTI	119

CAPITOLO 1: INTRODUZIONE

Introduzione

L'invecchiamento è un degrado fisiologico graduale che causa il deterioramento della funzione del sistema degli organi e la diminuzione della riserva fisiologica. Le teorie del danno descrivono l'invecchiamento in termini di danno cellulare o molecolare causato da disturbi ambientali o dall'accumulo di sottoprodotti metabolici pericolosi. La sovrapposizione tra i raggruppamenti di ipotesi diventa evidente man mano che cresce la nostra comprensione del processo di invecchiamento. L'ipotesi dell'accorciamento dei telomeri è considerata una teoria dell'invecchiamento pre-programmato **(Young, & Maguire, 2019)**.

Le cadute sono la causa principale di lesioni e di morte nelle persone anziane, e costano al sistema sanitario statunitense 50 miliardi di dollari all'anno. Circa il 50% degli infortuni mortali e il 60% delle visite al Pronto Soccorso tra gli anziani sono causati da cadute ogni anno. Le cadute legate ai farmaci sono un problema crescente per gli anziani, dato che quattro persone su cinque assumono almeno un farmaco da prescrizione al giorno e più di un terzo ne assume cinque o più. Gli infermieri registrati (RN) svolgono un ruolo fondamentale nel ridurre il rischio di caduta dei pazienti, identificando i farmaci prevalenti legati alle cadute, offrendo informazioni e collaborando con gli specialisti del team per gestire gli effetti collaterali delle prescrizioni. **(Merchant, 2023)**

Le cadute sono riconosciute come fattori di rischio sia per le scarse prestazioni fisiche che per la pre-fragilità, e coloro che hanno alte prestazioni o livelli di attività sperimentano più cadute. Si sa poco sulla distribuzione di prestazioni fisiche eccellenti e scarse, sul verificarsi delle cadute e sulla relazione tra funzione fisica e composizione corporea e cadute. Se vengono riconosciuti i fattori di rischio per le cadute, la scoperta dei casi e l'intervento mirato possono essere utili. **(Lopez, 2023)**

La causa più comune di malattia e mortalità tra gli anziani sono le cadute, che hanno serie implicazioni cliniche, economiche e di salute pubblica. Il deterioramento cognitivo è un fattore di rischio significativo per le cadute e le persone anziane con questa condizione sono più inclini a inciampare e cadere. Questo studio mira a identificare il rischio di caduta, le lesioni da caduta e il numero di cadute tra gli anziani con demenza e a valutare la relazione tra le cadute e l'uso di farmaci per le malattie neurodegenerative. I farmaci per i problemi di memoria sono noti per i loro effetti negativi, come le cadute, e ricerche precedenti hanno collegato l'uso di farmaci per i problemi di memoria a un aumento del rischio di cadute nei contesti di assistenza geriatrica. **(Baniasadi1, 2023).**

Gli infermieri sanitari di comunità giocano un ruolo fondamentale nella riduzione delle cadute tra le donne anziane, conducendo valutazioni complete per identificare i soggetti a rischio, fornendo educazione sui rischi di caduta e sulle strategie di prevenzione, collaborando con gli operatori sanitari per sviluppare programmi di esercizio fisico e di mobilità, esaminando i farmaci per i potenziali effetti collaterali, valutando gli ambienti domestici per i pericoli, coordinando l'assistenza, sviluppando piani personalizzati di riduzione del rischio di caduta, assicurando un follow-up regolare, sostenendo iniziative comunitarie e promuovendo politiche che migliorino la sicurezza e il benessere di questa popolazione vulnerabile. Attraverso questi sforzi poliedrici, gli infermieri sanitari di comunità contribuiscono in modo significativo alla prevenzione delle cadute e al miglioramento della qualità di vita degli anziani (**Tough, et al., 2021**).

SIGNIFICATIVO DELLO STUDIO

Le donne anziane sono più suscettibili agli incidenti e alle lesioni rispetto a quelle più giovani, a causa di fattori fisiologici, biologici, sociali, interni ed esterni. L'assistenza infermieristica agli anziani è molto importante. Dipende dalle conoscenze e dalle competenze degli infermieri e dalle loro capacità di soddisfare le esigenze degli anziani o di fornire assistenza in situazioni gravi e occorre prestare maggiore attenzione al ruolo degli infermieri nel promuovere, mantenere e ripristinare la salute delle donne anziane, riducendo gli incidenti e le loro complicazioni. Quindi, la valutazione del numero di infermieri che conoscono l'importante tema della prevenzione degli infortuni tra le donne anziane e l'identificazione di eventuali punti di carenza di conoscenze è necessaria per innescare qualsiasi sforzo per aiutarli a offrire un servizio migliore a questo gruppo di età altamente vulnerabile **(Baniasadi1, 2023)**.

Il tasso riportato di cadute tra gli anziani in studi recenti in tutto il mondo varia dal 4% al 35% e aumenta costantemente con l'età. Inoltre, la prevalenza delle cadute è stata del 23,7% (caduta singola 17,9%, cadute ricorrenti 5,8%). La maggior parte delle cadute si è verificata in casa (69,6%) ed è stata causata da un pavimento scivoloso (51,6%) **(Ha et al., 2021)**.

Pertanto, questo studio è molto significativo perché aiuterà il livello amministrativo degli ospedali a creare nuove politiche e piani strategici per migliorare la qualità dell'assistenza e ridurre la prevenzione delle cadute tra le donne anziane.

CAPITOLO 2: OBIETTIVO DELLO STUDIO

SCOPO DELLO STUDIO

Lo scopo dello studio è quello di valutare le conoscenze e le pratiche dell'infermiere per ridurre le cadute tra le donne anziane adulte.

DOMANDA DI RICERCA

Qual è il livello di conoscenza degli infermieri e le loro pratiche per ridurre le cadute tra le donne anziane nell'ospedale universitario di Beni-Suef?

CAPITOLO 3: REVISIONE DELLA LETTERATURA

CAPITOLO III

Revisione della letteratura

L'invecchiamento è l'accumulo progressivo di cambiamenti nel tempo che sono associati o responsabili della crescente suscettibilità alle malattie e alla morte che accompagna l'avanzare dell'età. Questi cambiamenti legati al tempo sono attribuiti al processo di invecchiamento. La natura del processo di invecchiamento è stata oggetto di notevoli speculazioni. Le cadute possono essere pericolose a qualsiasi età. I neonati e i bambini piccoli possono farsi male cadendo dai mobili o dalle scale. I bambini più grandi possono cadere dalle attrezzature del parco giochi *(Lemoine, 2020)*.

Per gli adulti più anziani, le cadute possono essere particolarmente gravi, sono a maggior rischio di caduta. Inoltre, hanno maggiori probabilità di fratturarsi (rompersi) un osso quando cadono, soprattutto se hanno l'osteoporosi. La rottura di un osso, soprattutto se si tratta di un'anca, può persino portare alla disabilità e alla perdita di indipendenza per gli anziani. Le cadute sono una minaccia per la salute degli anziani e possono ridurre la capacità di rimanere indipendenti. Tuttavia, le cadute non devono essere inevitabili con l'età *(Nazarko, 2023)*.

Gli infermieri svolgono un ruolo importante nella prevenzione delle cadute dei pazienti attraverso l'educazione, la valutazione del rischio di caduta, la creazione di ambienti più sicuri e la fornitura di interventi per prevenire le lesioni da caduta. La prevenzione degli infortuni e delle cadute per le donne anziane comporta diverse strategie, tra cui la conduzione di valutazioni complete della mobilità, della forza e dell'equilibrio della paziente, l'implementazione di modifiche ambientali per ridurre i pericoli *(Chinh et al., 2021)*.

Gli infermieri possono aiutare eliminando i pericoli di inciampo e migliorando l'illuminazione, fornendo dispositivi di assistenza per il supporto alla mobilità, educando i pazienti e i caregiver sulle tecniche di deambulazione sicura e promuovendo programmi di esercizio fisico regolare per migliorare la forza e la flessibilità. Rivedere e regolare i regimi farmacologici per ridurre al minimo gli effetti collaterali che potrebbero aumentare il rischio di cadute e garantire esami regolari degli occhi e dell'udito dovrebbero essere presi in considerazione per affrontare eventuali disturbi sensoriali che possono contribuire alle cadute *(De La Cuesta-Benjumea et al., 2021)*.

Definizione di invecchiamento

L'invecchiamento è il graduale declino delle funzioni biologiche e dell'adattamento allo stress nel corso del tempo. L'invecchiamento colpisce ogni cellula, organo e tessuto del corpo, portando ad un aumento del rischio di malattia e di morte. L'invecchiamento è associato a cambiamenti nella pelle, nei capelli, nei denti, nelle gengive, nell'udito, nella vista, nelle ossa, nei muscoli, nelle articolazioni, nel cuore, nel cervello e altro ancora. L'invecchiamento non è una malattia, ma una parte naturale e inevitabile della vita che può essere rallentata con abitudini e interventi sani. L'invecchiamento è il processo di invecchiamento. Il termine si riferisce principalmente agli esseri umani, a molti altri animali e ai funghi, mentre ad esempio i batteri, le piante perenni e alcuni animali semplici sono potenzialmente immortali dal punto di vista biologico *(Sharma, & Mehdi, 2023)*.

L'invecchiamento avviene in una cellula, in un organo o nell'intero organismo con il passare del tempo, è un processo che si protrae per tutta la durata della vita adulta di qualsiasi essere vivente. La gerontologia, lo studio del processo di invecchiamento, è dedicata alla comprensione e al controllo di tutti i fattori che contribuiscono alla finitudine della vita individuale, non si occupa esclusivamente della debilitazione, che incombe così tanto nell'esperienza umana, ma si occupa di una gamma molto più ampia di fenomeni *(Adetuyi et al., 2022)*.

Tutti i Paesi devono affrontare sfide importanti per garantire che i sistemi sanitari e sociali siano pronti a sfruttare al meglio il cambiamento demografico. Nel 2050, l'80% delle persone anziane vivrà nei Paesi a basso e medio reddito. Il ritmo dell'invecchiamento della popolazione è molto più veloce rispetto al passato. Nel 2020, il numero di persone di età pari o superiore a 60 anni supererà quello dei bambini di età inferiore a 5 anni. Tra il 2015 e il 2050, la percentuale della popolazione mondiale di età superiore ai 60 anni quasi raddoppierà, passando dal 12% al 22% *(Amoah, & Phillips, 2020)*.

Entro il 2030, 1 persona su 6 nel mondo avrà 60 anni o più. A quel punto, la quota della popolazione di 60 anni e oltre aumenterà da 1 miliardo nel 2020 a 1,4 miliardi. Entro il 2050, la popolazione mondiale di persone di 60 anni e oltre raddoppierà (2,1 miliardi). Si prevede che il numero di persone di 80 anni o più triplicherà tra il 2020 e il 2050, raggiungendo i 426 milioni. Entro il 2050, due terzi della popolazione mondiale con più di 60 anni vivranno in Paesi a basso e medio reddito. Recenti evidenze suggeriscono che il rischio di morte legato all'età si stabilizza dopo i 105 anni. Si suggerisce che la durata massima della vita umana sia di 115 anni *(Hu et al., 2023)*.

La persona più anziana registrata in modo affidabile è Jeanne Calment, morta nel 1997 a 122 anni. L'invecchiamento è tra i maggiori fattori di rischio conosciuti per la maggior parte delle malattie umane. Delle circa 150.000 persone che muoiono ogni giorno in tutto il mondo, circa due terzi - 100.000 al giorno - muoiono per cause legate all'età. Nei Paesi industrializzati, la percentuale è più alta e raggiunge il 90%. Invecchiamento, cambiamenti fisiologici progressivi in un organismo che portano alla senescenza, ovvero al declino delle funzioni biologiche e della capacità dell'organismo di adattarsi allo stress metabolico *(Adetuyi et al., 2022)*.

Le persone in tutto il mondo vivono più a lungo. Oggi la maggior parte delle persone può aspettarsi di vivere fino a sessant'anni e oltre. Tutti i Paesi del mondo stanno registrando una crescita sia delle dimensioni che della percentuale di persone anziane nella popolazione. Mentre questo spostamento della distribuzione della popolazione di un Paese verso le età più avanzate, noto come invecchiamento della popolazione, è iniziato nei Paesi ad alto reddito (ad esempio, in Giappone il 30% della popolazione ha già più di 60 anni), ora sono i Paesi a basso e medio reddito a sperimentare il cambiamento maggiore *(Mehanna, 2022)*.

In generale, l'invecchiamento può riferirsi a singole cellule di un organismo che hanno smesso di dividersi, oppure alla popolazione di una specie. Negli esseri umani, l'invecchiamento rappresenta l'accumulo di cambiamenti in un essere umano nel corso del tempo e può comprendere cambiamenti fisici, psicologici e sociali. Il tempo di reazione, ad esempio, può rallentare con l'età, mentre i ricordi e le conoscenze generali in genere aumentano. L'invecchiamento aumenta il rischio di malattie umane come il cancro, il morbo di Alzheimer, il diabete, le malattie cardiovascolari, l'ictus e molte altre. Delle circa 150.000 persone che muoiono ogni giorno in tutto il mondo, circa due terzi muoiono per cause legate all'età *(Khatoon, 2022)*.

Cambiamenti associati all'invecchiamento:

L'invecchiamento è associato a cambiamenti nei processi dinamici biologici, fisiologici, ambientali, psicologici, comportamentali e sociali. Alcuni cambiamenti legati all'età sono benigni, come l'ingrigimento dei capelli. Altri comportano un declino delle funzioni dei sensi e delle attività della vita quotidiana e un aumento della suscettibilità e della frequenza delle malattie, della fragilità o della disabilità. Infatti, l'avanzare dell'età è il principale fattore di rischio per una serie di malattie croniche negli esseri umani *(CH, & Kumari RA, 2023)*.

Una serie di sintomi caratteristici dell'invecchiamento sono sperimentati dalla maggioranza o da una percentuale significativa di esseri umani nel corso della vita Gli .adolescenti perdono la capacità di sentire i suoni ad alta frequenza superiori a 20 kHz Le .rughe si sviluppano principalmente a causa del fotoinvecchiamento, in particolare nelle aree esposte al sole (viso) .Dopo il picco dalla fine dell'adolescenza alla fine dei 20 anni, la fertilità femminile diminuisce *(Shehabi et al., 2022)*.

Dopo i 30 anni, la massa del corpo umano diminuisce fino ai 70 anni e poi mostra oscillazioni di smorzamento. Le persone di età superiore ai 35 anni sono sempre più a rischio di perdita di forza del muscolo ciliare degli occhi, che porta alla difficoltà di mettere a fuoco gli oggetti vicini, o presbiopia. La maggior parte delle persone sperimenta la presbiopia all'età di 45-50 anni. La causa è l'indurimento del cristallino dovuto alla diminuzione dei livelli di alfa-cristallina, un processo che può essere accelerato da temperature più elevate *(Adetuyi et al., 2022)*.

Intorno ai 50 anni, i capelli diventano grigi. La caduta dei capelli a 50 anni colpisce circa il 30-50% dei maschi e un quarto delle femmine. La menopausa si verifica in genere tra i 44 e i 58 anni .Nella coorte di età 60-64 anni, l'incidenza dell'osteoartrite sale al 53%. Tuttavia, solo il 20% riporta un'osteoartrite invalidante a questa età . Quasi la metà delle persone di età superiore ai 75 anni ha una perdita dell'udito (presbiacusia) che inibisce la comunicazione orale (*Vale et al., 2023*).

La fragilità, una sindrome di diminuzione della forza, dell'attività fisica, delle prestazioni fisiche e dell'energia, colpisce il 25% delle persone con più di 85 anni. I muscoli hanno una ridotta capacità di risposta all'esercizio fisico o alla lesione e la perdita di massa e forza muscolare (sarcopenia) è comune. L'utilizzo massimo di ossigeno e la frequenza cardiaca massima diminuiscono. La forza delle mani e la mobilità diminuiscono. L'aterosclerosi è classificata come una malattia dell'invecchiamento e porta a malattie cardiovascolari (ad esempio ictus e infarto), che a livello globale sono la causa più comune di morte. L'invecchiamento dei vasi provoca il rimodellamento vascolare e la perdita di elasticità arteriosa e, di conseguenza, la rigidità dei vasi *(Haider et al., 2019)*.

La demenza diventa più comune con l'età. Circa il 3% delle persone di età compresa tra i 65 e i 74 anni, il 19% tra i 75 e gli 84 anni e quasi la metà delle persone di età superiore agli 85 anni soffre di demenza. Lo spettro va dal lieve deterioramento cognitivo alle malattie neurodegenerative come il morbo di Alzheimer, le malattie cerebrovascolari, il morbo di Parkinson e il morbo di Lou Gehrig *(Nakahata et al., 2021)*.

Inoltre, molti tipi di memoria diminuiscono con l'invecchiamento, ma non la memoria semantica o le conoscenze generali come le definizioni del vocabolario, che in genere aumentano o rimangono stabili fino alla tarda età adulta. L'intelligenza diminuisce con l'età, anche se il tasso varia a seconda del tipo e può in effetti rimanere costante per la maggior parte della durata della vita, diminuendo improvvisamente solo quando le persone si avvicinano alla fine della vita. Le variazioni individuali nel tasso di declino cognitivo possono quindi essere spiegate in termini di persone che hanno una durata di vita diversa, sono cambiamenti nel cervello: dopo i 20 anni di età c'è una riduzione del 10% ogni decennio nella lunghezza totale degli assoni mielinizzati del cervello *(Lalla et al., 2022)*.

L'età può comportare una disabilità visiva, per cui la comunicazione non verbale si riduce, il che può portare all'isolamento e alla possibile depressione. Gli anziani, tuttavia, possono non sperimentare la depressione come gli adulti più giovani e, paradossalmente, hanno riscontrato un miglioramento dell'umore nonostante il declino della salute fisica. La degenerazione maculare causa la perdita della vista e aumenta con l'età, colpendo quasi il 12% delle persone di età superiore agli 80 anni. La degenerazione è causata da cambiamenti sistemici nella circolazione dei prodotti di scarto e dalla crescita di vasi anomali intorno alla retina *(Lys et al., 2019)*.

Altre malattie visive che spesso compaiono con l'età sono la cataratta e il glaucoma. La cataratta si verifica quando il cristallino dell'occhio si annebbia, rendendo la visione sfocata e, se non trattata, causando la cecità. La cataratta può essere trattata con un intervento chirurgico. Il glaucoma è un'altra malattia visiva comune che compare negli adulti più anziani. Il glaucoma è causato da un danno al nervo ottico che provoca la perdita della vista. Il glaucoma di solito si sviluppa nel tempo, ma ci sono varianti del glaucoma e alcune hanno un esordio improvviso. Esistono alcune procedure per il glaucoma, ma non esiste una cura o un rimedio per il danno una volta che si è verificato. La prevenzione è la misura migliore nel caso del glaucoma **(Perry, 2020)**.

Si può fare una distinzione tra "invecchiamento prossimale" (effetti basati sull'età che si verificano a causa di fattori del recente passato) e "invecchiamento distale" (differenze basate sull'età che possono essere ricondotte a una causa nella prima parte della vita di una persona, come la poliomielite infantile). La pelle cambia con l'età. Ma è importante ricordare che le rughe si formano dopo una vita di sorrisi, risate e aggrottamenti. Inoltre, una grande quantità di ricerca è dedicata allo studio della scienza dell'invecchiamento della pelle **(Ikhioya, 2019)**.

Secondo gli esperti di cura della pelle, i sette segni dell'invecchiamento sono le rughe sottili, la pelle opaca, il tono della pelle non uniforme, la pelle secca, le macchie dell'età, la struttura della pelle ruvida e i pori visibili. Alcune scelte di vita che possono aiutare a ridurre l'impatto dei cambiamenti della vista legati all'età includono l'uso di occhiali da sole quando si è all'aperto, il riposo degli occhi quando si guarda a lungo lo schermo di un computer e il consumo di alimenti che sono noti per aiutare la salute degli occhi, come le verdure a foglia verde, il pesce grasso e la frutta fresca **(Nigalye et al., 2022)**.

Gli anziani, definiti come persone di età pari o superiore a 60 anni, danno un contributo importante alla società come membri della famiglia, volontari e partecipanti attivi alla forza lavoro. Tuttavia, molti anziani sono a rischio di sviluppare disturbi mentali e neurologici, problemi di consumo di sostanze e altre condizioni di salute come il diabete, la perdita dell'udito e l'osteoartrite *(Wongsala et al., 2021)*.

Gli anziani sono più a rischio di problemi di salute cronici come il diabete, l'osteoporosi e il morbo di Alzheimer, e le cadute sono una delle principali cause di infortunio per questa fascia di età. L'attività fisica può aiutare a prevenire sia le malattie croniche che le lesioni da caduta negli anziani. La prima età avanzata può essere un periodo piacevole; i figli sono cresciuti, il lavoro è finito e c'è tempo per perseguire altri interessi. Molti anziani sono anche disposti a impegnarsi in organizzazioni comunitarie e attiviste per promuovere il benessere. Al contrario, la percezione della vecchiaia da parte di chi scrive 80+ anni tende ad essere negativa *(Wang et al., 2023)*.

La vecchiaia è la gamma di età delle persone che si avvicinano e superano l'aspettativa di vita. Le persone in età avanzata sono anche chiamate: anziani, anziani, anziani, anziani, anziani, anziani, cittadini anziani o adulti anziani. La vecchiaia non è uno stadio biologico definito: l'età cronologica indicata come "vecchiaia" varia culturalmente e storicamente. Alcune discipline e ambiti si concentrano sull'invecchiamento e sull'anziano, come i processi organici dell'invecchiamento (senescenza), gli studi medici sul processo di invecchiamento (gerontologia), le malattie che affliggono gli anziani (geriatria), la tecnologia per supportare la società che invecchia (gerontologia) e le attività ricreative e sportive adattate alle persone anziane (come lo sport senior)*(Zaninotto, & Steptoe, 2022)*.

Gli anziani hanno spesso capacità rigenerative limitate e sono più suscettibili alle malattie e agli infortuni rispetto agli adulti più giovani, devono affrontare problemi sociali legati alla pensione, alla solitudine e all'ageismo. Le definizioni di vecchiaia includono definizioni ufficiali, definizioni di sottogruppi e quattro dimensioni, come segue .*Definizioni ufficiali*, la maggior parte dei Paesi occidentali sviluppati fissa l'età pensionabile intorno ai 65 anni; questa età è anche generalmente considerata come il passaggio dalla mezza età alla vecchiaia. Raggiungere questa età è comunemente un requisito per poter beneficiare dei programmi sociali per anziani. Nei Paesi non occidentali, la vecchiaia può iniziare già a metà dei 40 anni o fino ai 70, anche se l'idea di 'vecchiaia' in genere si sposta *(Rychtaříková, 2019)*.

La vecchiaia non può essere definita universalmente perché è sensibile al contesto. Le Nazioni Unite, ad esempio, considerano la vecchiaia come un'età pari o superiore ai 60 anni. Al contrario, un rapporto congiunto del 2001 dell'Istituto Nazionale sull'Invecchiamento degli Stati Uniti e dell'Ufficio Regionale per l'Africa dell'Organizzazione Mondiale della Sanità [OMS] ha fissato l'inizio della vecchiaia nell'Africa sub-sahariana a 50 anni, soglia inferiore che deriva principalmente da un diverso modo di pensare alla vecchiaia nei Paesi in via di sviluppo. A differenza dei Paesi sviluppati, dove l'età cronologica determina il pensionamento, le società dei Paesi in via di sviluppo determinano la vecchiaia in base alla capacità di una persona di dare un contributo attivo alla società, è anche influenzata in modo significativo dalla minore aspettativa di vita nei Paesi in via di sviluppo *(EKONG, & EYO, 2023)*.

Definizioni di sottogruppo, i gerontologi hanno riconosciuto che le persone vivono condizioni molto diverse quando si avvicinano alla vecchiaia. Nei Paesi sviluppati, molte persone tra i 60 e i 70 anni (spesso chiamate "prima vecchiaia") sono ancora in forma, attive e in grado di prendersi cura di sé. Tuttavia, dopo gli 80 anni, in genere diventano sempre più fragili, una condizione caratterizzata da una grave debilitazione mentale e fisica .Pertanto, piuttosto che raggruppare tutte le persone che sono state definite anziane, alcuni gerontologi hanno riconosciuto la diversità della vecchiaia definendo dei sottogruppi. Uno studio distingue i giovani anziani (da 60 a 69 anni), i medi anziani (da 70 a 79 anni) e i molto anziani (80+) *(Bataineh et al., 2020)*.

Il sottogruppo di un altro studio è giovane-anziano (da 65 a 74), medio-anziano (da 75 a 84) e anziano (85+). Un terzo sottogruppo è giovane-anziano (65-74), anziano (74-84) e anziano (85+). Descrivere i sottogruppi nella popolazione 65+ consente una rappresentazione più accurata dei cambiamenti di vita significativi. Due studiosi britannici, Paul Higgs e Chris Gilleard, hanno aggiunto un sottogruppo "quarta età". In inglese britannico, la "terza età" è "il periodo della vita di pensionamento attivo, dopo la mezza età". Higgs e Gilleard descrivono la quarta età come "un'arena di invecchiamento inattivo, malsano, improduttivo e in definitiva senza successo" *(Changbanchong, & Thamchuto, 2022).*

Le caratteristiche distintive della vecchiaia sono sia fisiche che mentali. I segni della vecchiaia sono così diversi da quelli della mezza età, che quando un individuo passa alla vecchiaia, può essere considerato come una persona diversa che 'condivide il tempo' con la stessa identità, non si verifica alla stessa età cronologica per tutti. Inoltre, si verificano a ritmi e ordini diversi per persone diverse. I segni della vecchiaia possono facilmente variare tra persone della stessa età cronologica. Un segno fondamentale della vecchiaia, che riguarda sia il corpo che la mente, è la "lentezza del comportamento". Il termine descrive una correlazione tra l'avanzare dell'età e la lentezza delle reazioni e delle prestazioni fisiche e mentali. Tuttavia, gli anziani sono una fascia d'età più felice rispetto alle controparti più giovani *(Lin et al., 2020).*

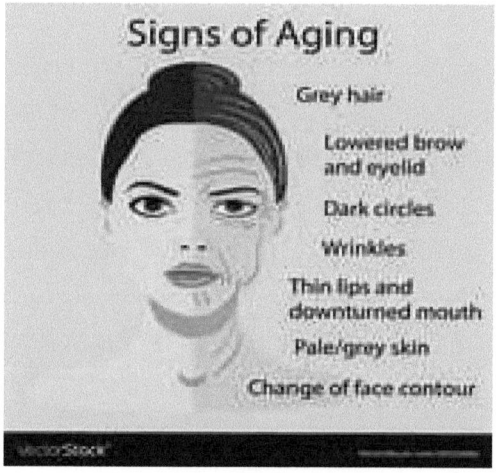

Nishita, Y., Sala, G., Shinohara, M., Tange, C., Ando, F., Shimokata, H., ... & Otsuka, R. (2022). Effetti del genotipo APOEε4 sul cambiamento delle funzioni cognitive associato all'età tra gli adulti giapponesi di mezza età e anziani: Uno studio di follow-up di 20 anni. *Gerontologia sperimentale*, 112036.

Segni dell'invecchiamento, *salute cognitiva e mentale,* per gli adulti più anziani, i cambiamenti della cognizione (pensiero) associati all'età sono lievi e non interferiscono significativamente con il funzionamento quotidiano. Gli anziani sono in grado di apprendere nuove abilità anche in tarda età, anche se l'apprendimento può richiedere più tempo rispetto agli adulti più giovani. La memoria a breve termine mostra cambiamenti evidenti con l'età, ma la memoria a lungo termine diminuisce meno con l'età. Alcuni cambiamenti nella cognizione sono normali con l'età, come il rallentamento dei tempi di reazione e la riduzione delle capacità di risoluzione dei problemi. Anche la velocità di codifica, memorizzazione e recupero delle informazioni rallenta con l'età. Tuttavia, molti adulti anziani superano le loro controparti più giovani nei test di intelligenza che attingono alle conoscenze e alle esperienze accumulate ***(Lin et al., 2020).***

La saggezza e la creatività spesso continuano fino alla fine della vita. I tratti della personalità rimangono relativamente stabili nel tempo. Ad esempio, le persone che erano estroverse durante la giovane età adulta, probabilmente lo saranno anche in età avanzata. La maggior parte degli anziani riferisce una buona salute mentale e ha meno problemi di salute mentale rispetto ad altri gruppi di età. Tuttavia, un adulto su quattro soffre di problemi di salute mentale come depressione, ansia, schizofrenia o demenza. Il tasso di suicidi per gli uomini di età superiore agli 85 anni è superiore a quello di qualsiasi altro gruppo di età. Si prevede che il numero di adulti anziani con problemi di abuso di sostanze raddoppierà, raggiungendo i cinque milioni entro il 2020 *(Reynolds et al., 2022)*.

La demenza (compreso il morbo di Alzheimer, il tipo più comune di demenza) non è una parte normale dell'invecchiamento. Circa il 5 percento delle persone tra i 71 e i 79 anni e il 37 percento della popolazione al di sopra dei 90 anni ne è affetto. Con l'avanzare dell'età, le persone sono generalmente più soddisfatte della propria vita e più ottimiste riguardo all'invecchiamento. I segni mentali della vecchiaia includono i seguenti: Accettabilità: Nonostante lo stress della vecchiaia, le parole "gradevole" e "accettante" sono usate comunemente per descrivere le persone in età avanzata *(Stentagg et al., 2021)*.

Tuttavia, in alcune persone, la dipendenza che deriva dall'età avanzata induce sentimenti di incompetenza e di inutilità per il fatto di dover dipendere da altri per molte funzioni vitali di base. La cautela segue da vicino la vecchiaia. L'antipatia verso l'"assunzione di rischi" spesso deriva dal fatto che gli anziani hanno meno da guadagnare e più da perdere rispetto ai giovani. Umore depresso, l'età avanzata è un fattore di rischio per la depressione causata dal pregiudizio. Quando le persone più giovani hanno pregiudizi nei confronti degli anziani e poi diventano loro stessi anziani, il loro pregiudizio anti-anziano si rivolge verso l'interno, causando la depressione. Le persone con stereotipi sull'età più negativi avranno probabilmente tassi più elevati di depressione con l'avanzare dell'età *(Figueiredo et al., 2021)*.

La depressione in età avanzata fa sì che la popolazione over 65 abbia il più alto tasso di suicidi. La paura del crimine in età avanzata, soprattutto tra le persone fragili, a volte pesa più delle preoccupazioni per le finanze o la salute e limita ciò che si fa. La paura persiste nonostante il fatto che gli anziani siano vittime di reati meno spesso dei giovani. Aumenta la paura dei problemi di salute .I disturbi mentali colpiscono circa il 15% delle persone di età superiore ai 60 anni, secondo le stime dell'Organizzazione Mondiale della Sanità. Un'altra indagine condotta in 15 Paesi ha riportato che i disturbi mentali degli adulti interferiscono con le attività quotidiane più dei problemi fisici *(Lee et al., 2021)*.

La salute fisica, una serie di cambiamenti fisici e problemi di salute sono più comuni con l'avanzare dell'età. Tuttavia, proprio come gli anziani non sono tutti uguali, anche lo stato di salute varia. Molti sono attivi e in salute, mentre altri sono fragili, con molteplici condizioni di salute. Circa il 92% degli anziani ha almeno una condizione cronica e il 77% ne ha due o più. Quattro condizioni croniche, le malattie cardiache, il cancro, l'ictus e il diabete, causano quasi due terzi di tutti i decessi tra le persone di 65 anni e oltre ogni anno *(Bullard et al., 2019)*.

I disturbi dell'udito tra gli anziani sono spesso lievi o moderati, ma sono molto diffusi; quasi il 25 percento degli adulti di età compresa tra 65 e 74 anni e il 50 percento degli adulti di età pari o superiore a 75 anni hanno disturbi dell'udito che spesso sono isolanti. I cambiamenti visivi negli adulti che invecchiano comportano problemi come il rallentamento della velocità di lettura e la difficoltà a leggere i caratteri piccoli e in condizioni di scarsa illuminazione, nonché la difficoltà a guidare di notte *(Guan et al., 2022)*.

La percentuale di adulti anziani che necessitano di assistenza per le attività quotidiane aumenta con l'età. Meno di un quinto degli anziani di età compresa tra i 65 e i 74 anni ha bisogno di assistenza per le attività della vita quotidiana, come lavarsi o mangiare, mentre il 40 percento degli uomini e il 53 percento delle donne di età superiore agli 85 anni hanno bisogno di tale assistenza. Gli anziani appartenenti a minoranze etniche e razziali hanno una prevalenza più elevata di obesità, diabete e ipertensione, oltre a un'insorgenza più precoce di malattie croniche, rispetto agli anziani bianchi. Alcuni dei fattori che contribuiscono alla disparità sono la povertà, le comunità segregate con meno risorse che promuovono la salute, la scarsa istruzione, la disoccupazione, la discriminazione e il minore accesso a un'assistenza sanitaria di qualità *(Koistinen edt al., 2020)*.

Problemi alle ossa e alle articolazioni: Le ossa vecchie sono caratterizzate da "assottigliamento e restringimento", che potrebbe comportare una perdita di altezza (circa 5 cm all'età di 80 anni), una postura chinata in molte persone e una maggiore predisposizione a malattie delle ossa e delle articolazioni, come l'osteoartrite e l'osteoporosi. L'ipersecrezione cronica di muco (CMH), definita come "tosse che porta su l'espettorato", è un sintomo respiratorio comune negli anziani. Problemi dentali: Gli anziani possono avere meno saliva e una ridotta capacità di mantenere l'igiene orale, aumentando di conseguenza la possibilità di carie e infezioni *(Curtis et al., 2021)*

Problemi al sistema digestivo: Circa il 40% delle volte, l'età avanzata è caratterizzata da disturbi digestivi come difficoltà di deglutizione, incapacità di mangiare a sufficienza e di assorbire il nutrimento, costipazione e sanguinamento. Tremore essenziale (ET): Un tremore incontrollabile in una parte della parte superiore del corpo, è più comune negli anziani e i sintomi peggiorano con l'età. Deterioramento della vista: La presbiopia può manifestarsi a partire dai 50 anni e ostacola la lettura, soprattutto dei caratteri piccoli in condizioni di scarsa illuminazione. Anche la velocità di lettura e la capacità di individuare gli oggetti possono essere compromesse. All'età di 80 anni, più della metà degli americani ha una cataratta o ha subito un intervento di cataratta *(Cristina, & Lucia, 2021).*

Cambiamento dell'andatura: Alcuni aspetti dell'andatura cambiano normalmente con la vecchiaia. La velocità rallenta dopo i 70 anni. Il tempo trascorso con entrambi i piedi a terra ("doppio passo") aumenta. A volte gli anziani si muovono come se stessero camminando con attenzione sul ghiaccio. I capelli di solito diventano grigi e possono assottigliarsi. Verso i 50 anni, circa il 50% degli europei ha i capelli grigi. Molti uomini sono affetti da calvizie Le . donne entrano in menopausa. Perdita dell'udito: All'età di 75 anni, il 48% degli uomini e il 37% delle donne hanno perso almeno una parte significativa dell'udito. Dei 26,7 milioni di persone di età superiore ai

50 anni con problemi di udito, un settimo utilizza apparecchi acustici. Nella fascia di età 70-79 anni, la perdita parziale dell'udito che influisce sulla comunicazione sale al 65%, soprattutto negli uomini a basso reddito *(Meher, & Gharge, 2022)*.

Il cuore può diventare meno efficiente in età avanzata, riducendo la resistenza. L'aterosclerosi può restringere il flusso sanguigno. Perdita della funzione immunitaria. I polmoni possono espandersi in modo meno efficiente, fornendo meno ossigeno. Dolore: il 25% degli anziani soffre di dolore cronico, che aumenta con l'età, fino all'80% di quelli che si trovano nelle case di riposo. La maggior parte dei dolori sono reumatologici o maligni. Diminuzione del desiderio sessuale sia negli uomini che nelle donne. La crescente ricerca sul comportamento e sui desideri sessuali in età avanzata sta mettendo in discussione l'immagine "asessuata" degli anziani. Le persone di età compresa tra 75 e 102 anni sperimentano sensualità e piacere sessuale *(Stompór et al., 2019)*.

I problemi di sonno e la sonnolenza diurna colpiscono più della metà degli anziani. All'età di 65 anni, il sonno profondo scende a circa il 5% del tempo di sonno. Le papille gustative si riducono fino alla metà all'età di 80 anni. Il cibo diventa meno attraente e la nutrizione può risentirne. Oltre gli 85 anni, la percezione della sete diminuisce, tanto che il 41% degli anziani non beve abbastanza. L'incontinenza urinaria è spesso presente nella terza età. Le corde vocali si indeboliscono e vibrano più lentamente, il che si traduce in una voce indebolita e affannosa, la "voce dell'anziano" *(Razon et al., 2022)*.

Disturbo o perdita della mobilità: "La compromissione della mobilità colpisce il 14% delle persone tra i 65 e i 74 anni, [e] la metà delle persone con più di 85 anni. La perdita di mobilità è comune nelle persone anziane e ha gravi "conseguenze sociali, psicologiche e fisiche". Cadute: L'età avanzata aumenta il rischio di lesioni da cadute. Ogni anno, circa un terzo delle persone di 65 anni e più della metà di quelle di 80 anni cadono. Le cadute sono la principale causa di lesioni e di morte per gli anziani. Nonostante questi problemi di salute mentale e fisica, due terzi degli anziani che non vivono in strutture di assistenza a lungo termine riferiscono che la salute è buona, molto buona o eccellente rispetto agli altri anziani *(Shirgaokar et al., 2020)*.

Le cadute sono la principale causa di lesioni involontarie negli anziani. Le cadute sono definite come un passaggio da un livello superiore a uno inferiore, in genere rapidamente e senza controllo: si perde l'equilibrio e si crolla. Una caduta è un evento che porta una persona a posarsi inavvertitamente sul terreno, sul pavimento o su un altro livello inferiore. Una caduta è definita come un evento che porta una persona a fermarsi inavvertitamente sul terreno, sul pavimento o su un altro livello inferiore *(Ganz, & Latham, 2020)*.

Caduta tra gli anziani:

Il fenomeno delle cadute è riconosciuto a livello globale come un importante problema di salute pubblica. Le cadute sono globalmente il problema di salute numero uno e un problema comune di valutazione da parte degli operatori sanitari. Una caduta è definita come un "movimento improvviso, non intenzionale e inaspettato da una posizione ortostatica, da una posizione a sedere o da una posizione clinica" *(trini et al., 2021)*.

Le cadute coinvolgono le persone anziane per due motivi principali: la diminuzione delle riserve funzionali che servono a mantenere la posizione ortostatica; le seguenti vulnerabilità o patologie causate da fattori che si verificano contemporaneamente, processi patologici e incentivi farmacologici avversi. Le persone con più di 65 anni hanno la più alta probabilità di cadere: Il 30% di loro cade almeno una volta all'anno, mentre le percentuali diventano più alte (circa il 50%) nelle persone con più di 80 anni. Anche se le persone anziane corrono il rischio maggiore di cadere *(Purnamasari et al., 2020)*.

Il tasso di misurazione, i rischi di caduta, le cadute tra gli adulti di 65 anni e oltre hanno causato oltre 36.000 decessi nel 2020, diventando la principale causa di morte per infortunio per questo gruppo. Nel 2020, i dipartimenti di emergenza hanno registrato 3 milioni di visite per cadute di adulti anziani. Le cadute degli anziani costano 50 miliardi di dollari di spese mediche all'anno, di cui 3/4 a carico di Medicare e Medicaid. Secondo i Centri per il Controllo e la Prevenzione delle Malattie (CDC), le cadute sono la principale causa di <u>morte</u> tra gli adulti di 65 anni e oltre, causando oltre 34.000 decessi per questa fascia di età. Le cadute sono la seconda causa di morte per lesioni non intenzionali a livello globale *(CDC, 2020)*.

La morte per caduta è un problema serio ed endemico tra gli anziani, si stima che i tassi di morte per caduta negli Stati Uniti siano aumentati del 30% dal 2007 al 2016. Se questo tasso continua, il CDC prevede sette morti per caduta ogni ora entro il 2030. Le lesioni da caduta sono costose e causano un'ospedalizzazione prolungata per le persone anziane. Inoltre, la qualità della vita dopo aver subito una caduta viene significativamente modificata. Le cadute sono la causa più comune di lesioni cerebrali traumatiche (TBI) e la maggior parte delle fratture dell'anca sono causate da cadute. Ogni anno, oltre 800.000 pazienti vengono ricoverati in ospedale a causa di cadute *(Choi, 2022)*.

I fattori che contribuiscono alla caduta:

I fattori che contribuiscono alle cadute negli anziani, il miglior predittore di caduta è una caduta precedente. Tuttavia, le cadute negli anziani raramente hanno un'unica causa o fattore di rischio. Una caduta è solitamente causata da una complessa interazione tra i seguenti fattori: Fattori intrinseci (declino delle funzioni legato all'età, disturbi ed effetti avversi dei farmaci). Fattori estrinseci (pericoli ambientali). Fattori situazionali (legati all'attività che si sta svolgendo, ad esempio la corsa al bagno) *(Mehdizadeh et al., 2021)*.

Fattori intrinseci, I cambiamenti legati all'età possono compromettere i sistemi coinvolti nel mantenimento dell'equilibrio e della stabilità (mentre si sta in piedi, si cammina o si sta seduti) e aumentare il rischio di cadute. L'acuità visiva, la sensibilità al contrasto, la percezione della profondità e l'adattamento al buio diminuiscono. I cambiamenti nei modelli di attivazione muscolare e nella capacità di generare una potenza e una velocità muscolare sufficienti possono compromettere la capacità di mantenere o recuperare l'equilibrio in risposta alle perturbazioni (calpestare una superficie irregolare, essere urtati). Infatti, la debolezza muscolare di qualsiasi tipo è un importante fattore predittivo di cadute. I disturbi cronici e acuti e l'uso di farmaci sono i principali fattori di rischio per le cadute. Il rischio di cadute aumenta con il numero di farmaci assunti. Gli psicofarmaci sono i farmaci più comunemente segnalati per aumentare il rischio di cadute e di lesioni correlate alle cadute *(Reddy et al., 2023)*.

Fattori estrinseci, I fattori ambientali possono aumentare il rischio di cadute in modo indipendente o, soprattutto, interagendo con i fattori intrinseci. Il rischio è maggiore quando l'ambiente richiede un maggiore controllo posturale e mobilità (quando si cammina su una superficie scivolosa) e quando l'ambiente non è familiare (quando ci si trasferisce in una nuova casa). I *fattori situazionali,* alcune attività o decisioni possono aumentare il rischio di cadute e di lesioni correlate alle cadute. Ad esempio, camminare mentre si parla o essere distratti dal multitasking e quindi non notare un pericolo ambientale (un marciapiede o un gradino), andare di fretta in bagno (soprattutto di notte quando non si è completamente svegli o quando l'illuminazione può essere inadeguata) e rispondere di fretta al telefono *(Buková et al., 2023)*.

Molti fattori di rischio possono essere cambiati o modificati per aiutare a prevenire le cadute :debolezza della parte inferiore del corpo, carenza di vitamina D (cioè non abbastanza vitamina D nel sistema), difficoltà di deambulazione e di equilibrio, uso di farmaci, come tranquillanti, sedativi o antidepressivi. Anche alcuni farmaci da banco possono influire sull'equilibrio e sulla stabilità dei piedi .Problemi di vista, dolori ai piedi o calzature inadeguate, pericoli o rischi della casa, come gradini rotti o irregolari, tappeti o disordine in cui si può inciampare .La maggior parte delle cadute è causata da una combinazione di fattori di rischio. Più fattori di rischio ha una persona, maggiori sono le possibilità di cadere *(Papalia et al., 2020)*.

Età pari o superiore a 65 anni; protesi agli arti inferiori; uso di dispositivi di assistenza come deambulatore, gru e sedia a rotelle; vive da solo. Stile di vita, luoghi di lavoro poco sicuri come edifici, ponti; attrezzature di sicurezza insufficienti per proteggere i lavoratori dalle cadute. Stato emotivo, le situazioni di stress possono ridurre la capacità di concentrazione della persona; depressione. Pericoli ambientali, come disordine e tappeti; illuminazione insufficiente; gradini rotti o irregolari che possono far inciampare; ruscelli e discariche non protetti; piscine non protette *(Cuevas-Trisan, 2019)*.

Cognitivi, livelli alterati di vigilanza; alterazione delle capacità e del funzionamento cognitivo; mancanza di sonno; pazienti incoscienti o semicoscienti; disorientati e confusi. Agenti farmaceutici, polifarmaci; tranquillanti, narcotici, ipnotici, sedativi o antidepressivi, farmaci da banco che possono influenzare l'equilibrio e l'andatura Alcuni farmaci possono aumentare il rischio di caduta causando vertigini, sedazione, confusione, visione offuscata o pressione bassa *(Seppala et al., 2021)*.

I farmaci associati alle cadute e gli effetti dannosi includono: Farmaci che agiscono sul cervello, come antidepressivi, antipsicotici, ansiolitici, oppioidi come codeina, morfina e ossicodone, antistaminici come difenidramina e clorfeniramina, antipsicotici come aloperidolo e risperidone, anticonvulsivanti come fenitoina e carbamazepina. Farmaci che influiscono sulla pressione sanguigna, come gli ACE-inibitori e i farmaci antipertensivi. Farmaci che abbassano la glicemia, come l'insulina e gli ipoglicemizzanti orali. Polifarmacia, ovvero l'uso di più farmaci, che possono avere effetti additivi o sinergici sul rischio di cadute *(Virnes et al., 2022)*.

Risultati delle complicazioni da caduta:

Le complicazioni derivanti dalle cadute per gli anziani, molte cadute non causano lesioni. Ma una caduta su cinque causa una lesione grave, come un osso rotto o un trauma cranico; le lesioni possono rendere difficile per una persona muoversi, svolgere le attività quotidiane o vivere da sola. Oltre il 50% delle cadute tra gli anziani provoca una lesione. Sebbene la maggior parte delle lesioni non sia grave (contusioni, abrasioni), le lesioni legate alle cadute rappresentano circa il 5% dei ricoveri ospedalieri nei pazienti ≥ 65 anni. Circa il 5% delle cadute provoca fratture dell'omero, del polso o del bacino. Circa il 2% delle cadute provoca una frattura dell'anca *(Lyu et al., 2022)*.

Altre lesioni gravi (lesioni alla testa e interne, lacerazioni) si verificano in circa il 10% delle cadute. Alcune lesioni legate alle cadute sono fatali. Circa il 5% degli anziani con frattura dell'anca muore durante il ricovero in ospedale. La mortalità complessiva nei 12 mesi successivi alla frattura dell'anca varia dal 18 al 33%. Circa la metà degli anziani che cadono non può alzarsi senza aiuto. Rimanere sul pavimento per > 2 ore dopo una caduta aumenta il rischio di disidratazione, ulcere da pressione, rabdomiolisi, ipotermia e polmonite *(Van Heghe et al., 2022)*.

Le cadute possono causare la rottura di ossa, come fratture di polso, braccio, caviglia e anca. Le cadute possono causare lesioni alla testa, che possono essere molto gravi, soprattutto se la persona sta assumendo determinati farmaci (come gli anticoagulanti). Una persona anziana che cade e sbatte la testa deve recarsi subito dal medico per assicurarsi che non abbia una lesione cerebrale. Molte persone che cadono, anche se non sono ferite, hanno paura di cadere, e la paura può indurre la persona a ridurre le attività quotidiane. Quando una persona è meno attiva, diventa più debole e aumenta le probabilità di cadere *(Pater, 2022)*.

Le cadute possono avere effetti dannosi come fratture, lesioni alla testa, perdita di indipendenza e aumento della mortalità. Le cadute possono causare una serie di complicazioni che vanno dalle fratture al ricovero a lungo termine e alla perdita di autostima e fiducia. Poiché le conseguenze delle cadute sono numerose e significative, le cadute e le lesioni che ne derivano, sia che si tratti di fratture dell'anca o di lesioni alla testa, sono problemi di salute importanti che non possono essere trascurati *(Tsai et al., 2020)*.

Le cadute, in particolare quelle ripetute, aumentano il rischio di lesioni, ospedalizzazione e morte, in particolare negli anziani fragili e con comorbidità patologiche preesistenti (ad esempio, osteoporosi) e deficit nelle attività della vita quotidiana (ad esempio, incontinenza). Le complicazioni a lungo termine possono includere la diminuzione della funzione fisica, la paura di cadere e l'istituzionalizzazione. Secondo quanto riferito, le cadute contribuiscono a > 40% dei ricoveri in casa di cura *(Fragala et al., 2019)*.

La funzionalità e la qualità della vita possono peggiorare drasticamente dopo una caduta; almeno il 50% degli anziani che erano deambulanti prima della frattura dell'anca non recuperano il livello di mobilità precedente. Dopo una caduta, gli anziani possono temere di cadere di nuovo, per cui la mobilità a volte si riduce perché si perde la fiducia. Alcune persone possono persino evitare alcune attività (ad esempio, fare la spesa, fare le pulizie) a causa della paura. La diminuzione dell'attività può aumentare la rigidità e la debolezza delle articolazioni, riducendo ulteriormente la mobilità *(Sattar et al., 2020)*.

Conseguenze fisiche, fratture, soprattutto all'anca o all'avambraccio, dolore o disagio, condizioni mediche/problemi di salute dovuti all'immobilità prolungata, difficoltà o incapacità di muoversi in modo indipendente, soprattutto per lunghi periodi di tempo, camminata instabile. *Conseguenze sociali*, perdita di indipendenza, cambiamenti nella routine quotidiana, costi finanziari del ricovero, perdita di contatti sociali a causa del ricovero a lungo termine, diminuzione della qualità di vita *(Teixeira et al., 2019)*.

Conseguenze psicologiche, frustrazione per aver perso l'indipendenza nello svolgimento delle attività quotidiane, paura di cadere di nuovo, disagio derivante dall'incertezza e dall'ansia nella vita dopo aver subito un infortunio legato alla caduta, imbarazzo per l'infortunio e/o l'uso di ausili per la deambulazione *e* perdita di autostima a causa dell'incapacità di prendersi cura di sé dopo una caduta *(Schoene et al., 2019)*.

Strumenti di valutazione dell'autunno:

Sono disponibili molti strumenti per valutare il rischio di cadute, tra cui il test Timed Up and Go (TUG), il Tinetti Balance, la Berg Balance Scale (BBS) e le linee guida della American Geriatrics Society/British Geriatrics Society per la pratica clinica .Test Timed Up and Go (TUG): misura il tempo necessario per alzarsi da una sedia, camminare per 3 metri, girarsi, tornare indietro e sedersi. Un tempo più lungo indica un rischio maggiore di caduta. Il test TUG misura la mobilità. Per il tester sono importanti un metro a nastro, un cronometro e un metodo per tracciare una linea temporanea sul pavimento a circa 3 metri di distanza da una poltrona standard. Se necessario, il paziente deve camminare con un ausilio e indossare calzature normali *(Meekes et al., 2021)*.

Sulla sedia, il paziente è seduto; si alza, cammina a passo normale fino alla linea del pavimento, si gira, torna alla sedia e si siede di nuovo quando il tester dice "vai" e fa partire il cronometro. Il tempo impiegato dal paziente per completare il compito viene registrato dal tester. Secondo la Società Infermieristica Oncologica, un paziente che impiega più di 12 secondi per completare il test TUG corre un rischio elevato di cadere. Il test TUG misura la funzionalità di una persona e mostra se è in equilibrio dinamico, è raccomandato per l'uso da parte di un medico professionista e non richiede alcuna attrezzatura speciale. La validità e l'affidabilità del Test TUG sono state ampiamente studiate ed è spesso utilizzato negli studi di ricerca ***(Diao et al., 2021)***.

Berg Balance Scale (BBS): consiste in 14 voci che misurano l'equilibrio durante varie attività come stare in piedi, raggiungere e girarsi. Un punteggio più basso indica un rischio maggiore di caduta . Performance Oriented Mobility Assessment (POMA): consiste in due componenti che misurano l'equilibrio e l'andatura. Un punteggio più basso indica un rischio maggiore di caduta .Test Functional Reach: misura la distanza che si può raggiungere in avanti stando in piedi senza perdere l'equilibrio. Una distanza inferiore indica un rischio maggiore di caduta ***(Strutz et al., 2022)***.

Anamnesi delle cadute: chiede il numero e le circostanze delle cadute precedenti. Una storia di una o più cadute nell'ultimo anno indica un rischio più elevato di cadute. L'identificazione precoce di un alto rischio di cadute tra gli anziani è un prerequisito per fornire un'assistenza adeguata in tempo utile per ridurre il rischio di cadute ***(Riis et al., 2020)***.

Il test di 30 secondi Chair Stand misura la resistenza e la forza delle gambe. Per il test sono necessari un cronometro, una sedia con lo schienale dritto e senza braccioli e una sedia alta 17 pollici. Il paziente si siede sulla sedia con i piedi appoggiati sul pavimento per il test. Durante il corso dell'esame, tiene entrambe le mani sulla spalla opposta e incrocia le braccia al polso. Il paziente raggiunge una posizione eretta completa e si rimette a sedere il maggior numero di volte possibile in 30 secondi senza usare le mani, quando il tester dice "Vai" e fa partire il cronometro **(Ries, & Carroll, 2022)**.

La capacità del paziente di stare in piedi viene contata durante il test. Il tester deve considerare la posizione di mezza piedi del paziente come una posizione in piedi completa. Per età e sesso, i Centri per il Controllo e la Prevenzione delle Malattie (CDC) elencano i punteggi inferiori alla media. Per esempio, un uomo tra i 60 e i 64 anni può alzarsi 14 o più volte in 30 secondi, mentre una donna può alzarsi 12 volte. Strumento di valutazione del rischio Thomas (STRATIFY): è utilizzato principalmente per prevedere i fattori di rischio di caduta negli anziani **(Beauchamp, 2020)**.

Il Test dell'equilibrio in 4 fasi misura l'equilibrio statico di una persona richiedendo di tentare quattro posizioni in piedi che diventano sempre più difficili da mantenere. L'individuo viene istruito a rimanere nella posizione corretta (con assistenza, se necessario) per dieci secondi prima di passare alla posizione più difficile. Se queste posizioni non possono essere mantenute, questo test indica il rischio di caduta. Il test dell'equilibrio in 4 fasi aiuta gli assistenti a determinare l'equilibrio statico del paziente, la capacità di mantenere l'equilibrio da fermo **(Halvachizadeh et al., 2022)**.

L'Allen Cognitive Screen, noto anche come strumento di allacciatura in pelle, è uno strumento di valutazione cognitiva che aiuta a determinare le probabilità di caduta a causa di problemi cognitivi funzionali. Conosciuto anche come strumento di allacciatura in pelle, misura la capacità di una persona di eseguire, imparare ed elaborare le informazioni in modo globale. Il kit per l'Allen Cognitive Screen comprende un laccio, un ago grande e un pezzo di pelle con dei fori già fatti. Il paziente cuce tre punti più difficili attraverso i fori della pelle con un ago. I risultati del paziente vengono valutati dai tester utilizzando i Livelli Cognitivi Allen, le Modalità di Prestazione e il Livello di Assistenza *(Duc et al., 2022)*.

Il Dynamic Gait Index viene utilizzato per valutare le otto sfaccettature dell'andatura. Valuta ciascuna delle 8 fasi come: (3) Normale, (2) Lieve compromissione, (1) Moderata compromissione, (0) Grave compromissione. Andatura su superficie piana, Andatura con variazioni di velocità, Giri orizzontali della testa, Giri verticali della testa, Andatura e giro di perno, Passo sopra l'ostacolo, Passo intorno all'ostacolo e Scala. Il Performance Oriented Mobility Assessment (POMA) di Tinetti è progettato per misurare l'equilibrio e la forza della parte inferiore e superiore del corpo. Il tempo di somministrazione è di 10-15 minuti. Il *Mini Mental State Examination (MMSE),* è lo strumento di screening più diffuso per il deterioramento cognitivo; è consigliato per misurare l'orientamento, il ricordo immediato, la memoria verbale a breve termine, il calcolo, il linguaggio e la capacità di costruzione *(Baker et al., 2022)*.

Inoltre, esistono altri strumenti di valutazione per gli adulti anziani. Lo strumento di screening *FROP-Com (Falls Risk for Older Adults in the Community)* valuta 13 fattori di rischio di caduta. Lo strumento può aiutare a determinare il rischio complessivo di caduta di una persona e i fattori di rischio specifici su cui intervenire. Una versione più breve del FROP-Com, lo screening FROP-Com esamina tre fattori di rischio comuni per le cadute, è destinato all'uso da parte dei professionisti della salute, è ancora uno strumento valido e affidabile, ma fa risparmiare tempo ed è più semplice da usare, viene utilizzato per identificare le persone a rischio di caduta e come guida per il rinvio e può essere eseguito da un professionista della salute così come dal personale di supporto ***(Beck Jepsen et al., 2022)***.

I programmi di prevenzione delle cadute nelle strutture sanitarie hanno due componenti, la prima è legata all'implementazione di "strumenti che predicono il rischio di cadute" e la seconda è legata alle strategie di intervento per prevenire le cadute. La prevenzione primaria e secondaria delle cadute, l'allenamento della forza, l'integrazione dello schema corporeo, l'automazione dell'andatura e l'adattamento all'ambiente ***(Montero-Odasso et al., 2021)***.

Promuovere la sicurezza e prevenire le cadute e gli infortuni, la prevenzione degli infortuni e delle cadute per i pazienti geriatrici comporta diverse strategie, tra cui la realizzazione di valutazioni complete della mobilità, della forza e dell'equilibrio del paziente, l'implementazione di modifiche ambientali per ridurre i pericoli, come la rimozione dei pericoli di inciampo e il miglioramento dell'illuminazione, la fornitura di dispositivi di assistenza per il supporto della mobilità, l'educazione dei pazienti e degli assistenti sulle tecniche di deambulazione sicure e la promozione di programmi di esercizio fisico regolare per migliorare la forza e la flessibilità *(Seppala et al., 2021)*.

Rivedere e regolare i regimi farmacologici per ridurre al minimo gli effetti collaterali che potrebbero aumentare il rischio di cadute e garantire esami regolari degli occhi e dell'udito devono essere presi in considerazione per affrontare eventuali disturbi sensoriali che possono contribuire alle cadute. Identificare i fattori che aumentano il livello di rischio di caduta, aiuterà a determinare gli interventi necessari per il paziente. I fattori di rischio includono l'età, la presenza di una malattia, i deficit sensoriali e motori, l'uso di farmaci e l'uso inappropriato di ausili per la mobilità. Valutare l'ambiente del paziente per i fattori associati a un aumento del rischio di cadute *(Dautzenberg et al., 2021)*.

Un paziente che non ha familiarità con la disposizione dei mobili in un'area o che ha un'illuminazione inadeguata in casa aumenta il rischio di cadute. Monitorare il livello di coscienza (LOC) di base e lo stato neurologico del paziente al momento del ricovero. Valutare lo stato mentale e le capacità funzionali pre-confusione del caregiver o di altre persone significative. Chiedere al paziente di completare un compito in tre fasi. Ad esempio, "mettere la mano destra sul petto, salutare con la mano sinistra e poi alzare le sopracciglia" *(Denfeld et al., 2022)*.

Un componente del Mini-Mental Status Examination, lo strumento di valutazione fornisce una linea di base per la successiva valutazione della confusione del paziente. Un compito in tre fasi è complesso ed è un indicatore grossolano della funzione cerebrale. Poiché richiede attenzione, può anche testare il delirio. Utilizzare il metodo di valutazione della confusione (CAM) per determinare la presenza o l'assenza di delirio/confusione. Il delirio è un problema serio per le persone anziane ricoverate e di solito non viene identificato *(van der Velde et al., 2022)*.

Testare la memoria a breve termine mostrando al paziente come usare la luce di chiamata, facendogli restituire la dimostrazione e poi aspettando almeno 5 minuti prima di fargli dimostrare di nuovo l'uso della luce di chiamata. Registrare le azioni del paziente in termini comportamentali. Descrivere il "comportamento confuso". L'incapacità di trattenere le informazioni oltre i 5 minuti indica una scarsa memoria a breve termine *(Seppala et al., 2021)*.

Monitorare il dolore del paziente utilizzando una scala di valutazione da 0 a 10. Se non è possibile utilizzare la scala del dolore, valutare i segnali non verbali come l'accigliarsi, le smorfie, l'ammiccamento rapido, i pugni stretti e l'agitazione. Chiedere l'assistenza dell'altra persona o del caregiver per aiutare a identificare i comportamenti dolorosi. La confusione acuta può essere un segno di dolore. Trattare il paziente per il dolore, come indicato, e monitorare i comportamenti. Se il dolore è la causa della confusione, il comportamento del paziente dovrebbe cambiare di conseguenza *(Thomas et al., 2019)*.

Valutare la necessità di una terapia fisica e occupazionale per assistere il paziente con tecniche di deambulazione e fornire al paziente dispositivi di assistenza per il trasferimento e la deambulazione. Avviare una valutazione della sicurezza domestica, se necessario. L'uso di cinture di deambulazione fornisce un mezzo più sicuro per assistere i pazienti in modo sicuro durante il trasferimento dal letto alla sedia. Gli ausili di assistenza come sedie a rotelle, bastoni e deambulatori consentono al paziente di avere stabilità ed equilibrio durante la deambulazione. I sedili alti per il bagno possono facilitare il trasferimento sicuro da e verso il bagno. Occorre sviluppare programmi di educazione per incoraggiare l'uso corretto dei dispositivi di deambulazione-assistenza da parte degli anziani fragili *(Sherrington et al., 2020.(*

Prevenzione terziaria, sia che le donne anziane si trovino a casa o in un altro luogo, una caduta improvvisa può essere sorprendente e sconvolgente. Insegna alla donna, in caso di caduta, a rimanere il più possibile calma e ad adottare le seguenti misure: Respirare. Faccia diversi respiri profondi per cercare di rilassarsi. Rimanga immobile sul pavimento o sul terreno per qualche istante. Questo aiuterà a superare lo shock della caduta. Decidere se si è fatto male. Rialzarsi troppo velocemente o nel modo sbagliato potrebbe peggiorare un infortunio *(Vincenzo et al., 2022)*.

Istruisca anche di gattonare fino a una sedia robusta. Se pensa di potersi alzare in modo sicuro senza aiuto, si giri su un fianco. Riposare di nuovo mentre il corpo e la pressione sanguigna si adattano. Si alzi lentamente sulle mani e sulle ginocchia e strisci fino a una sedia robusta. Si sieda lentamente sulla sedia. Metta le mani sul sedile della sedia e faccia scivolare un piede in avanti in modo che sia piatto sul pavimento. Tenga l'altra gamba piegata in modo che il ginocchio sia sul pavimento. Dalla posizione in ginocchio, si alzi lentamente e giri il corpo per sedersi sulla sedia *(Chandrasekaran et al., 2021)*.

Inoltre, si faccia aiutare. Se è ferito o non riesce ad alzarsi da solo, chieda aiuto a qualcuno. Se è da solo, cerchi di mettersi in una posizione comoda e attenda l'arrivo dei soccorsi. Si prepari a una caduta tenendo sempre con sé un telefono cordless o un cellulare ben ricaricato, e organizzi un contatto quotidiano con un familiare o un amico. I sistemi di risposta alle emergenze sono un'altra opzione: Questi sistemi consentono di premere un pulsante su una collana o un braccialetto speciale per chiamare i soccorsi. Anche alcuni smartwatch dispongono di questa funzione (*Liu-Ambrose et al., 2019)*.

Ossa forti per prevenire le fratture da caduta, avere ossa sane non impedisce necessariamente una caduta, ma se si cade; ossa sane possono aiutare a prevenire lesioni gravi, come la rottura di un'anca o di un altro osso. Le rotture e le fratture ossee possono comportare un ricovero in ospedale o in una casa di cura, un'invalidità a lungo termine o persino la morte. Assumere una quantità sufficiente di calcio e vitamina D può aiutare a mantenere le ossa forti. Anche rimanere attivi. Cerchi di fare almeno 150 minuti alla settimana di attività fisica *(Taylor et al., 2019)*.

Altri modi per mantenere la salute delle ossa sono smettere di fumare ed evitare o limitare l'uso di alcol. L'uso di tabacco e alcol può ridurre la massa ossea e aumentare la possibilità di fratture. Inoltre, cerchi di mantenere un peso sano. Essere sottopeso aumenta il rischio di perdita ossea e di fratture. L'osteoporosi è una malattia che indebolisce le ossa, rendendole sottili e fragili. Per le persone con osteoporosi, anche una piccola caduta può essere pericolosa. Parli con il medico dell'osteoporosi *(La Porta et al., 2022)*.

Lista di controllo del CDC su come trovare e risolvere i pericoli nelle case. Clicchi per ingrandire. L'infermiere potrebbe dover valutare l'ambiente della casa, del luogo di lavoro o della comunità. In casa, il disordine, i tappeti, l'insufficienza di luce, i gradini rotti o irregolari possono causare inciampi. La scarsa illuminazione, la presenza di un ambiente non familiare, i pavimenti o le superfici bagnate, il disordine, i pavimenti scivolosi e gli ostacoli sul pavimento aumentano il rischio di caduta del paziente. I luoghi di lavoro che richiedono scale possono anche creare rischi professionali sul posto di lavoro. Nella comunità, anche un'illuminazione stradale inadeguata o ruscelli e discariche non protetti possono causare incidenti *(Chidume, 2021)*.

Strumenti di valutazione del rischio di caduta, Valutare il rischio di caduta del paziente utilizzando lo Strumento di Valutazione del Rischio di Caduta (FRAT). Lo Strumento di Valutazione del

Rischio di Caduta (FRAT) è uno strumento di screening del rischio di caduta a 4 voci per l'assistenza subacuta e residenziale. Il FRAT è composto da tre sezioni: stato di rischio di caduta, lista di controllo dei fattori di rischio e piano d'azione. Parte 1: Stato di rischio di caduta. Lo stato di rischio di caduta include dati sulla storia di cadute recenti, sui farmaci, sullo stato psicologico e cognitivo del paziente *(Strini et al., 2021)*.

Parte 2: Lista di controllo dei fattori di rischio. La lista di controllo dei fattori di rischio comprende la vista, la mobilità, i trasferimenti, i comportamenti, le attività della vita quotidiana (ADL), l'ambiente, l'alimentazione, la continenza e altro .Parte 3: Piano d'azione. Un Piano d'azione implica il giudizio clinico e l'esperienza nella selezione degli interventi fondamentali per proteggere i pazienti dalle cadute, compresi i piani di cura personalizzati basati sui fattori di rischio di caduta e di lesione effettivi .Valutare il rischio di caduta del paziente utilizzando il Modello di rischio di caduta Hendrich II (HIIFRM) *(Hendrich et al., 2020)*.

Il Modello di rischio di caduta Hendrich II determina il rischio di caduta in base al sesso, allo stato mentale ed emotivo, ai sintomi di vertigini e alle categorie note di farmaci che aumentano il rischio. A ciascun fattore di rischio di caduta vengono assegnati dei punti di rischio, in base ai risultati dello studio. Se il paziente ottiene un punteggio su un fattore di rischio, il numero corrispondente di punti viene conteggiato nel punteggio di rischio di caduta del paziente nel riquadro all'estrema destra. Se il punteggio di rischio di caduta di un paziente totalizza cinque o più, la persona è ad alto rischio di cadute. Se il paziente totalizza solo quattro punti o meno, è ancora a rischio di caduta e l'infermiere deve utilizzare la migliore valutazione clinica per gestire tutti i fattori di rischio di caduta come parte di un piano di assistenza olistico *(Arslan, & Tosun, 2022)*.

Stratificazione del rischio di caduta: un approccio standard per valutare il livello stimato di rischio di caduta di un individuo, al fine di applicare una valutazione dettagliata e un intervento proporzionato in base al livello di rischio. Valutazione: processo di identificazione e misurazione dei fattori di rischio di caduta in più domini, utilizzando gli strumenti raccomandati, se disponibili, per indicare le aree potenzialmente modificabili per l'intervento. Combinata con altri componenti di una valutazione geriatrica completa (CGA), consente un approccio centrato sulla persona. Gestione e interventi: descrizione dei vari approcci alla prevenzione delle cadute, compresi i trattamenti o le azioni raccomandate che possono ridurre il rischio di cadute e che possono essere adatti come interventi singoli o in combinazione *(Strini et al., 2021)*.

La valutazione collega le tre fasi della stratificazione del rischio iniziale, della valutazione e della gestione e incoraggia un approccio 'centrato sulla persona' per progettare un intervento personalizzato. Gli scopi della valutazione sono di affrontare il meccanismo della caduta, le conseguenze della caduta e l'identificazione dei fattori di rischio di caduta potenzialmente contribuenti. La valutazione in vista della riduzione del rischio di caduta deve considerare la storia di caduta dell'anziano e: la frequenza; le caratteristiche e il contesto; la presenza di fattori di rischio di caduta; le risorse fisiche, cognitive, psicologiche e sociali; i valori, le convinzioni e le priorità *(Chen et al., 2021)*.

Ruolo dell'infermiere di comunità

Le infermiere della comunità sanitaria svolgono un ruolo fondamentale e vitale nella riduzione delle cadute tra le donne anziane. Il loro ruolo comprende: una valutazione completa del rischio di caduta dell'anziano, utilizzando gli strumenti standardizzati di valutazione del rischio di caduta, una valutazione completa dello stato fisico, mentale, sociale e spirituale dell'anziano, adottando tutti gli interventi possibili per coloro che sono ad alto rischio di caduta. Inoltre, consentire al paziente di partecipare a un programma di esercizio fisico regolare e di allenamento del passo, esercizi per rafforzare i muscoli, migliorare l'equilibrio e aumentare la densità ossea. Un maggiore condizionamento fisico riduce il rischio di cadute e limita le lesioni subite quando si verifica una caduta. I programmi di esercizio a terra e in acqua possono essere altrettanto benefici per l'equilibrio e l'andatura e quindi ridurre il rischio di cadute. L'esercizio in acqua può apportare un beneficio positivo sull'equilibrio e sulla deambulazione per le donne di 65 anni e più. L'esercizio in acqua potrebbe essere considerato un'attività fisica alternativa per le persone anziane, soprattutto se l'esercizio a terra è impegnativo a causa di condizioni muscolo-scheletriche croniche *(Bhasin et al., 2020)*.

Incoraggi il paziente a fare l'Esercizio per alzarsi sulla sedia o l'Esercizio da seduto a in piedi. L'esercizio Chair Rise è un semplice esercizio da seduto a in piedi che aiuta a rafforzare i muscoli delle cosce e dei glutei e migliora la mobilità e l'indipendenza. L'obiettivo è quello di eseguire gli esercizi Chair Rise senza usare le mani, man mano che il cliente diventa più forte. Spieghi l'uso degli integratori di vitamina D. La vitamina D aiuta a mantenere l'equilibrio posturale, la propulsione e migliora le funzioni esecutive e le capacità di navigazione degli anziani. L'integrazione di vitamina D determina le prestazioni di deambulazione e previene il verificarsi di cadute e le relative complicazioni negli anziani *(Dautzenberg et al., 2021)*.

Il ruolo degli infermieri è riconosciuto per quanto riguarda la prevenzione delle cadute, e a loro viene attribuito il successo nell'implementazione dei programmi di prevenzione. Gli infermieri sono considerati fondamentali per aumentare la consapevolezza della sicurezza del paziente in qualsiasi struttura sanitaria. Le cadute sono dovute a diversi fattori, ed è importante un approccio olistico all'individuo e all'ambiente. Supponiamo che una persona sia considerata ad alto rischio di cadute dopo lo screening. In questo caso, l'infermiere di salute comunitaria dovrebbe condurre una valutazione del rischio di caduta per ottenere un'analisi più dettagliata del rischio di caduta dell'individuo. Una valutazione del rischio di caduta richiede l'utilizzo di uno strumento convalidato che gli investigatori hanno esaminato come utile per definire le cause di caduta in un individuo. Quando la salute e le circostanze di una persona cambiano, è necessaria una nuova valutazione *(Dahlke et al., 2019)*.

Valutare le circostanze associate all'aumento del livello di rischio di caduta al momento del ricovero, in seguito a qualsiasi alterazione delle condizioni fisiche o dello stato cognitivo del paziente, ogni volta che si verifica una caduta, sistematicamente durante una degenza ospedaliera o in momenti definiti nelle strutture di assistenza a lungo termine: Il grado di rischio di caduta può essere determinato utilizzando la valutazione di fattori intrinseci ed estrinseci. Si possono utilizzare anche strumenti di valutazione standard (discussi di seguito). L'infermiere deve considerare questi fattori quando pianifica l'assistenza ai pazienti a rischio di caduta *(Duhn et al., 2020)*.

Valutare l'anamnesi delle cadute, gli individui hanno maggiori probabilità di cadere di nuovo se hanno subito una o più cadute negli ultimi sei mesi. La popolazione anziana è a maggior rischio di riammissioni legate alle cadute, in base a uno studio che identifica i fattori predittivi degli esiti associati alle cadute ripetute *(Esechie et al., 2019)*.

Valutare i cambiamenti dello stato mentale, le persone con una ridotta consapevolezza e disorientamento possono non capire dove si trovano o cosa fare per aiutarsi, possono vagare da un posto all'altro e mettere a rischio la sicurezza. Inoltre, la confusione e l'alterazione del giudizio aumentano la possibilità che il paziente cada .Valutare i cambiamenti fisici legati all'età, la capacità delle persone di proteggersi dalle cadute è influenzata da fattori quali l'età e lo sviluppo. Le persone anziane con muscoli deboli hanno maggiori probabilità di cadere rispetto a quelle che mantengono la forza muscolare, la flessibilità e la resistenza, includono la riduzione della funzione visiva, l'alterazione della percezione dei colori, il cambiamento del centro di gravità, l'andatura instabile, la diminuzione della forza muscolare, la diminuzione della resistenza, l'alterazione della percezione della profondità e il ritardo dei tempi di risposta e di reazione *(Lohse et al., 2021)* .

Negli adulti anziani con degenerazione maculare legata all'età, l'aumento della disabilità visiva era particolarmente associato a un aumento dell'incidenza di cadute e altre lesioni. Una minore sensibilità al contrasto era abbastanza associata a un aumento del tasso di cadute e di altre lesioni, mentre una diminuzione dell'acuità visiva era associata solo a un aumento del tasso di cadute .Valutare i deficit sensoriali del paziente. La percezione sensoriale degli stimoli ambientali è fondamentale per la sicurezza. I disturbi della vista e dell'udito limitano la capacità del paziente di percepire i pericoli nell'ambiente circostante. Gli anziani che vivevano in case con cucine scarsamente illuminate e ingombri all'ingresso o nel cortile sono risultati a rischio notevolmente maggiore di cadute *(Cruz et al., 2020)*.

Valutare l'equilibrio e l'andatura del paziente. Gli anziani che hanno scarso equilibrio o difficoltà di deambulazione hanno maggiori probabilità di cadere; può essere associato alla mancanza di esercizio fisico o a una causa neurologica, all'artrite o ad altre condizioni mediche e trattamenti. Un importante fattore di rischio evidenziato in uno studio è che gli adulti con artrite reumatoide sono ad alto rischio di cadute, comprese le articolazioni degli arti inferiori gonfie e tenere, la stanchezza e l'uso di farmaci psicotropi *(O'Connor et al., 2022)*.

Valutare l'uso di dispositivi di assistenza alla mobilità. L'uso inappropriato, la scelta non corretta e la manutenzione di ausili per la mobilità come bastoni, deambulatori e sedie a rotelle possono aumentare il dispendio energetico, l'andatura instabile, il sovraccarico e il danno alle articolazioni e, in definitiva, aumentare il rischio di cadute del paziente. Gli anziani fragili che non utilizzano dispositivi di assistenza alla deambulazione cadono di più durante le attività della vita quotidiana *(Cruz et al., 2020)*.

Valutare i sintomi correlati alla malattia. È stato dimostrato un aumento dell'incidenza di cadute nelle persone con sintomi quali ipotensione ortostatica, riduzione del flusso sanguigno cerebrale, eliminazione urinaria compromessa, edema, vertigini, debolezza, affaticamento e confusione. I pazienti con determinate diagnosi hanno sperimentato più cadute rispetto ad altri. Per esempio, i pazienti con ictus avevano maggiori probabilità di cadere rispetto agli altri pazienti, allungando così la degenza e aumentando i costi medici durante la riabilitazione fisica. I pazienti con ipotensione ortostatica, la cui pressione sanguigna si abbassa quando stanno spesso in piedi, sperimentano giramenti di testa o vertigini che possono causare cadute *(Lemoyne et al., 2019)*.

Esaminare i farmaci del paziente. I fattori di rischio per le cadute includono anche l'uso di farmaci come gli agenti antipertensivi, gli ACE-inibitori, i diuretici, gli antidepressivi triciclici, l'uso di alcol, gli ansiolitici, gli oppiacei e gli ipnotici o i tranquillanti. Gli anziani di solito assumono diversi farmaci per più condizioni croniche. Gli anziani ospedalizzati che assumono farmaci sono a maggior rischio di cadute, secondo uno studio sull'associazione tra uso di farmaci e cadute. I farmaci che influenzano la pressione sanguigna e il livello di coscienza sono associati al rischio di caduta più elevato *(Schoene et al., 2019)*.

Valutare se l'abbigliamento non è sicuro Gli .indumenti e le scarpe poco aderenti o troppo stretti possono limitare i movimenti e la deambulazione della persona, contribuendo al rischio di caduta . Valutare l'ambiente del paziente. È più probabile che una persona cada se l'ambiente circostante non è familiare, come ad esempio la collocazione di mobili e attrezzature in una determinata area. I pericoli ambientali contribuiscono alle cadute in misura maggiore nelle persone anziane sane rispetto alle persone anziane fragili, a causa della maggiore esposizione ai pericoli di caduta, con un aumento della percentuale di tali cadute che si verificano fuori casa *(Izquierdo et al., 2021)*.

L'infermiere progetta un piano di assistenza individualizzato per prevenire le cadute. Fornire un piano di assistenza personalizzato in base alle esigenze uniche del paziente. La pianificazione di un programma di prevenzione delle cadute individualizzato è essenziale per l'assistenza infermieristica in qualsiasi ambiente sanitario e richiede un approccio multiforme. Eviti di affidarsi troppo alle precauzioni universali contro le cadute, perché individui diversi hanno esigenze diverse. Le precauzioni universali contro le cadute sono stabilite per tutti i pazienti per ridurre il rischio di caduta. Le strategie standard, in generale, aiutano a sviluppare un ambiente sicuro che riduce le cadute accidentali e delinea misure preventive fondamentali per tutti i pazienti *(Lapumnuaypol et al., 2019)*.

Fornire cartelli o identificare con braccialetti sicuri i pazienti a rischio di cadute, per ricordare agli operatori sanitari di attuare comportamenti di prevenzione delle cadute. I segnali sono fondamentali per i pazienti a rischio di cadute. Gli operatori sanitari devono riconoscere chi è affetto da questa condizione e sono responsabili dell'attuazione di azioni per promuovere la sicurezza del paziente e prevenire le cadute. Quando si forniscono assistenza, trattamenti e servizi, utilizzare due identificatori del paziente . Collocare gli oggetti utilizzati dal paziente a portata di mano, come la luce di chiamata, l'orinatoio, l'acqua e il telefono Gli .oggetti troppo lontani possono richiedere al paziente di allungare la mano o di deambulare inutilmente e possono potenzialmente costituire un pericolo o contribuire alle cadute *(Zhang et al., 2019)*.

Inoltre, informi il paziente del vantaggio di indossare occhiali e apparecchi acustici. Incoraggiare a sottoporsi a controlli regolari della vista e dell'udito . Il rischio può essere ridotto se il paziente utilizza ausili appropriati per favorire l'orientamento visivo e uditivo nell'ambiente. I disturbi visivi possono essere causa di cadute .Fornire ai pazienti ad alto rischio un cuscinetto per l'anca I .cuscinetti per l'anca, se indossati correttamente, possono ridurre la frattura dell'anca in caso di caduta .Posizionare i letti nella posizione più bassa possibile. Se necessario, impostare la superficie di riposo del paziente il più vicino possibile al pavimento *(Zak et al., 2022)*.

Inoltre, tenere i letti più vicini al pavimento riduce il rischio di cadute e di lesioni gravi. Posizionare il materasso sul pavimento riduce significativamente il rischio di caduta in alcune strutture sanitarie. I letti bassi sono progettati per ridurre la distanza di caduta del paziente dopo essersi alzato dal letto. Sebbene questi letti non impediscano la caduta, riducono la distanza della caduta, riducendo i traumi e le lesioni .Per i pazienti alti, eviti di tenere sempre il letto in posizione bassa I .pazienti alti e con muscoli delle gambe deboli che cercano di sedersi sul letto da una posizione eretta, rischiano di cadere sul letto perché è troppo basso per abbassarsi in modo sicuro *(Albasha et al., 2023)*.

Se il paziente tenta di alzarsi da un letto basso senza assistenza, è probabile che ricada sul letto o che non lo raggiunga e cada sul pavimento .Posizionare un tappetino antiscivolo al lato del letto. I tappetini possono fungere da cuscino che aiuta a ridurre l'impatto di una possibile caduta .Incoraggi il paziente a indossare scarpe o pantofole con suole antiscivolo quando cammina. Con l'avanzare dell'età, l'andatura diventa più lenta e la falcata più corta. Le calzature influenzano l'equilibrio e il conseguente rischio di scivolare, inciampare e cadere, alterando il feedback somatosensoriale al piede e alla caviglia e modificando le condizioni di attrito all'interfaccia scarpa/pavimento *(Valieiny et al., 2022)*.

Le calzature antisdrucciolo offrono un appoggio sicuro al paziente con una diminuzione del sollevamento del piede e delle dita durante la deambulazione. Le scarpe con tacchi bassi e un'ampia area di contatto possono aiutare gli anziani a ridurre il rischio di caduta nelle attività e negli ambienti quotidiani. Per i pazienti con un'andatura strascicata o una caduta del piede, evitare l'uso di calze antiscivolo. I pazienti con un'andatura strascicata aumentano drasticamente le probabilità di caduta. Per ridurre il rischio di caduta, le scarpe dovrebbero avere un tacco basso o nullo, suole sottili con battistrada antiscivolo e sostenere le caviglie *(Dourado Júnior et al., 2022)*.

Il paziente indossa calzature adeguate .Consigliare al paziente di usare calze antiscivolo per evitare che i piedi scivolino in piedi. Tuttavia, incoraggiare i pazienti a indossare scarpe appropriate e ben aderenti, non calze antiscivolo, per deambulare .Migliorare il supporto a domicilio .Molte organizzazioni di servizio alla comunità offrono assistenza finanziaria per far sì che gli anziani realizzino ambienti sicuri nelle loro case. Familiarizzare il paziente con la disposizione della stanza. Scoraggiate la riorganizzazione dei mobili nella stanza. Una caduta è più probabile per un individuo se l'ambiente circostante non è familiare, come ad esempio la collocazione dei mobili e delle attrezzature in una determinata area. Il paziente deve abituarsi alla disposizione della stanza per evitare di inciampare nei mobili o in oggetti di grandi dimensioni *(de Oliveira et al., 2019)*.

Insegnare ai pazienti come deambulare in sicurezza a casa, compreso l'uso di misure di sicurezza come i corrimano in bagno. Aiuta ad alleviare l'ansia a casa e a ridurre il rischio di cadute durante la deambulazione in ambiente domestico. I sedili rialzati della toilette possono facilitare il trasferimento sicuro da e verso la toilette. Utilizzi mobili pesanti che non si ribaltino quando vengono usati come supporto durante la deambulazione. Rendere il percorso primario chiaro e il più rettilineo possibile. Eviti il disordine sulla superficie del pavimento. I pazienti che hanno difficoltà di equilibrio non sono abili a camminare intorno a certi oggetti che ostruiscono un percorso rettilineo. Riconoscere e risolvere i potenziali pericoli e installare dispositivi di assistenza sono approcci efficaci di prevenzione delle cadute che rendono l'ambiente domestico più sicuro per gli anziani *(Ojo, & Thiamwong, 2022)*.

Gli esperti di sicurezza e i progettisti possono collaborare con gli operatori sanitari, gli assistenti domiciliari e gli anziani per migliorare l'ambiente domestico. Fornire al paziente una sedia con una seduta solida e braccioli su entrambi i lati. Consideri le ruote bloccate come appropriate. Le sedie con sedili e braccioli solidi sono più facili da sollevare, soprattutto per i pazienti che soffrono di debolezza e di problemi di equilibrio. Fornisca un'illuminazione adeguata della stanza, soprattutto di notte. I pazienti, soprattutto gli anziani, hanno una capacità visiva ridotta. Illuminare un ambiente non familiare aiuta ad aumentare la visibilità se il paziente deve alzarsi di notte. In uno studio, le case con un'illuminazione adeguata riportano un minor numero di cadute *(Lamb et al., 2020)*.

Il miglioramento dell'illuminazione domestica può ridurre il tasso di cadute negli anziani. Fornire al paziente dispositivi di assistenza per il trasferimento e la deambulazione. L'uso di cinture di deambulazione da parte di tutti gli operatori sanitari può promuovere la sicurezza nell'assistere i pazienti nei trasferimenti dal letto alla sedia. Ausili di assistenza come bastoni, deambulatori e sedie a rotelle possono migliorare la stabilità e l'equilibrio del paziente durante la deambulazione. Considerare le sessioni di terapia fisica e occupazionale per aiutare le tecniche di deambulazione. Riconoscere che quando il paziente si dedica a un altro compito mentre cammina, come tenere in mano una tazza d'acqua, i vestiti o le provviste, ha maggiori probabilità di cadere. I pazienti dovrebbero evitare di trasportare diversi oggetti che potrebbero causare un rischio maggiore di cadute successive *(Ba et al., 2022)*. Quindi, limitare il più possibile l'uso della sedia a rotelle, perché può servire come dispositivo di contenimento. La maggior parte delle persone in sedia a rotelle non si muove. Le sedie a rotelle, purtroppo, servono come dispositivo di contenimento. Se il paziente presenta un nuovo inizio di confusione (delirio), fornire un orientamento alla realtà quando si interagisce. Chieda ai familiari di portare da casa oggetti familiari, orologi e pendole per mantenere l'orientamento. L'orientamento alla realtà può aiutare a prevenire o ridurre la confusione che aumenta il rischio di caduta per i pazienti con delirio *(Schoberer et al., 2022)*.

Anche chiedere alla famiglia di restare con il paziente è utile. Aiuta a evitare che il paziente cada accidentalmente o che si stacchi i tubi. Considerare l'utilizzo di baby-sitter per i pazienti con ridotta capacità di seguire le indicazioni. I sitter sono efficaci per garantire un ambiente sicuro, protetto e protetto. Indirizzare il paziente con problemi muscoloscheletrici per una valutazione diagnostica. I pazienti con problemi muscoloscheletrici, come l'osteoporosi, sono a maggior rischio di lesioni gravi da cadute. Il dolore muscoloscheletrico, esplicitamente generale, è un fattore di rischio fondamentale per le cadute nelle donne anziane con disabilità *(van Loon et al., 2019)*.

Il rischio di cadute ricorrenti e di fratture auto-riferite a causa di cadute è aumentato anche nelle donne con dolore muscoloscheletrico, quasi invariabilmente nelle donne con dolore generale. Il test della densità minerale ossea aiuterà a identificare il rischio di fratture da caduta. La valutazione fisioterapica può identificare i problemi di equilibrio e di andatura che possono aumentare il rischio di caduta di una persona. Collaborare con gli altri membri del team sanitario per valutare i farmaci dei pazienti che contribuiscono alle cadute. Esaminare gli effetti di picco dei farmaci prescritti che influenzano il livello di coscienza *(Carrasco et al., 2020)*.

Una revisione dei farmaci del paziente da parte del medico prescrittore e del farmacista può identificare gli effetti collaterali e le interazioni farmacologiche che aumentano il rischio di caduta del paziente. Più farmaci assume un paziente, maggiore è il rischio di effetti collaterali e interazioni come vertigini, ipotensione ortostatica, sonnolenza e <u>incontinenza</u>. La politerapia negli anziani è un fattore di rischio significativo per le cadute. I farmaci che aumentano il rischio di cadute (FRID) si riferiscono ai farmaci ben registrati che sono associati a un maggiore rischio di cadute. Questi comprendono, ma non solo, gli anti-ipertensivi, gli anti-psicotici, i narcotici, i sedativi e gli <u>anticolinergici</u>. Ad esempio, studi recenti hanno rivelato che l'uso a lungo termine di inibitori della pompa protonica (PPI) aumenta il rischio di cadute *(Lapumnuaypol et al., 2019)*.

CAPITOLO 4: SOGGETTI E METODI

CAPITOLO IV

SOGGETTI E METODI

L'oggetto e i metodi dello studio attuale sono stati progettati secondo i seguenti quattro disegni principali:

I. Design tecnico
II. Design operativo
III. Design amministrativo
IV. Design statistico

I. Design tecnico

Includeva il disegno di ricerca, le impostazioni dello studio, il soggetto e gli strumenti di raccolta dei dati.

Scopo dello studio:

Lo studio mirava a valutare le conoscenze e le pratiche degli infermieri per ridurre le cadute tra le donne anziane.

Design della ricerca

Per condurre questo studio è stato utilizzato un disegno esplorativo descrittivo.

Impostazioni dello studio

Lo studio è stato condotto nei pazienti ambulatoriali dell'ospedale universitario di Beni-Suef, che comprendeva 36 cliniche.

Oggetto:

Campione:

Un campione descrittivo trasversale composto da 100 infermieri (maschi e femmine) che fornivano assistenza ai pazienti collegata alla cura diretta del paziente; i soggetti sono stati selezionati in base ai seguenti criteri.

Criteri di inclusione:

L'età variava tra i 21 e i 45 anni; gli anni di esperienza minima erano almeno 3 anni. Il livello di istruzione variava tra diploma, istituto tecnico infermieristico e laurea.

Strumenti di raccolta dei dati:

In questo studio sono stati utilizzati quattro strumenti, classificati come segue:

1st strumento: Questionario autosomministrato:

È stato progettato dal ricercatore dopo aver esaminato la letteratura correlata per raccogliere i dati richiesti. È stato scritto in lingua araba semplice e si compone di sette parti.

Parte I: Caratteristiche personali degli infermieri, come età, sesso, livello di istruzione, anni di esperienza e formazione.

Parte II: Scheda di valutazione delle conoscenze: è stata sviluppata dallo sperimentatore dopo aver esaminato la letteratura correlata **(Ha et al., 2021)**: comprendeva 22 domande come Conoscere la definizione di caduta, Conoscere lo strumento approvato per valutare il rischio di caduta, il tasso di misurazione, i rischi e la prevenzione delle cadute, il rischio di caduta, i farmaci associati alle cadute e gli effetti nocivi, e le complicazioni derivanti dalle cadute per gli anziani... ecc.

Sistema di punteggio:

I punteggi totali delle 22 domande erano di 22 gradi che equivalevano al 100%; ad ogni domanda è stato assegnato un punteggio in base alle conoscenze degli infermieri, le cui risposte corrette sono state valutate con 1 e quelle errate con 0. Le conoscenze degli infermieri sono state verificate con un modello di risposta chiave e di conseguenza le conoscenze degli infermieri sono state classificate in buone, medie e scarse. Questi punteggi sono stati sommati e convertiti in un punteggio percentuale. È stato classificato in 3 categorie:

- **Buona** conoscenza se il punteggio totale è pari o superiore al 75% (punteggio ≥12,75).
- Conoscenza **discreta** se il punteggio totale è compreso tra il 50 e il 75% (punteggio 8,5-<12,75)
- **Scarsa** conoscenza se il punteggio totale è <50% (punteggio <8,5).

Parte III: Lista di controllo delle pratiche infermieristiche: è stata adattata da **(Ha et al., 2021 e Subramanian et al., 2020):** Includeva tre domini come lo screening del rischio di caduta per gli anziani (5 articoli), la valutazione completa del rischio di caduta (28 articoli), e la valutazione del rischio di caduta include anche una valutazione dei farmaci che influenzano il rischio di caduta e la mobilità/equilibrio (12 articoli).

Sistema di punteggio:

I punteggi totali dei 45 passi sono stati di 45 gradi che equivalgono al 100%; ogni passo ha ottenuto un punteggio di fatto (1 punteggio) e di

non fatto (0 punteggio). Questi punteggi sono stati sommati e convertiti in un punteggio percentuale. È stato classificato in 2 categorie:
- **Competente** se il punteggio totale è pari o superiore all'80%.
- **Incompetente** se il punteggio totale è <80%.

Parte IV: L'utilizzo di più strumenti basati su questo punteggio darà il via alle misure di prevenzione delle cadute, adattato da **Subramanian et al., 2020**, comprendeva sei voci come Storia delle cadute, Diagnosi secondaria, Ausili per la deambulazione, Linea Iv sul posto, Andatura/Trasferimento e Stato mentale. Questi punteggi sono stati sommati e convertiti in un punteggio percentuale. È stato classificato in 3 categorie:

Rischio	Punteggio
-0-24	Rischio basso
-25-45	Rischio moderato
-Sopra 45	Alto rischio

Validità del contenuto:

- Validità: è stata accertata da un gruppo di esperti in Infermieristica di Comunità (5). Sono state raccolte le loro opinioni in merito al formato, al layout, alla coerenza, all'accuratezza e alla pertinenza degli strumenti.

Affidabilità:

- L'analisi dell'affidabilità è stata effettuata misurando la coerenza interna dello strumento attraverso il test Alpha di Cronbach.

Articoli	Alfa di Cronbach
Scheda di valutazione della conoscenza	0,824 "buono"

Lista di controllo delle pratiche infermieristiche	0,819 "buono"
L'utilizzo di più strumenti basati su questo punteggio darà il via alle misure di prevenzione delle cadute.	0,837 "buono"

II. Operativo Progettato

Il progetto operativo di questo studio comprendeva quattro fasi: fase preparatoria, considerazioni etiche, studio pilota e lavoro sul campo.

Fase preparatoria

Questa fase ha incluso la revisione della letteratura attuale e passata, locale e internazionale, e la conoscenza teorica di vari aspetti dello studio, utilizzando libri, articoli, riviste periodiche e internet per modificare lo strumento di raccolta dei dati. Durante questa fase, il ricercatore ha anche visitato i luoghi selezionati per conoscere il personale e le impostazioni dello studio. Lo sviluppo degli strumenti è avvenuto sotto la guida dei supervisori e sono state prese in considerazione le opinioni degli esperti.

Considerazioni etiche

L'approvazione della ricerca è stata ottenuta dal comitato etico della facoltà di medicina dell'Università Beni-Suef. Il ricercatore ha chiarito gli obiettivi e lo scopo dello studio alle infermiere incluse nello studio prima di iniziare. Il consenso orale è stato ottenuto dagli infermieri prima di essere inclusi nello studio; è stata fornita una spiegazione chiara e semplice in base al loro livello di comprensione. Hanno assicurato che tutti i dati raccolti erano confidenziali e utilizzati solo a scopo di ricerca. Il ricercatore ha assicurato il mantenimento dell'anonimato e della riservatezza dei dati dei soggetti inclusi nello studio. Le infermiere sono state informate che potevano scegliere di partecipare o rifiutare lo studio e avevano il diritto di ritirarsi dallo studio in qualsiasi momento.

Studio pilota

Lo studio pilota è stato condotto su un 10% che rappresenta (10) di infermieri, al fine di testare l'applicabilità degli strumenti costruiti e la chiarezza delle domande. Il pilota è servito anche a stimare il tempo necessario a ciascun soggetto per compilare il questionario. In base ai risultati del pilota, non sono state effettuate correzioni e omissioni di voci, quindi i pazienti sono stati inclusi nel campione dello studio.

Lavoro sul campo

I dati sono stati raccolti per sei mesi, dall'inizio di marzo 2022 alla fine di settembre 2022. La ricercatrice ha innanzitutto incontrato le infermiere nei luoghi precedentemente menzionati, spiegando lo scopo dello studio dopo essersi presentata. La ricercatrice ha selezionato gli infermieri, in base ai criteri di inclusione e di esclusione menzionati in precedenza. Poi, è stato effettuato un colloquio individuale dopo aver ottenuto il consenso alla partecipazione da parte degli infermieri. Il ricercatore ha visitato il luogo dello studio 2 giorni alla settimana (domenica e mercoledì) alle ore (9.00-14.00). Il questionario è stato compilato dagli infermieri e ha richiesto 15-30 minuti. L'obiettivo e il processo dello studio sono stati spiegati agli infermieri studiati e raccolti utilizzando gli strumenti precedentemente menzionati.

III . Design amministrativo

L'autorizzazione ufficiale è stata ottenuta presentando una lettera formale rilasciata dal Preside della facoltà di infermieristica dell'Università Beni-Suef al direttore dell'ospedale. raccogliere i dati necessari per lo studio attuale, dopo una breve spiegazione dello scopo dello studio e dei risultati attesi. Utilizzando i canali di comunicazione appropriati da parte del personale autorizzato

I V . Analisi statistica

I dati raccolti dal campione studiato sono stati rivisti, codificati e inseriti utilizzando il Personal Computer (PC). L'inserimento computerizzato dei dati e l'analisi statistica sono stati eseguiti utilizzando il Pacchetto Statistico per le Scienze Sociali (SPSS), versione 22. I dati sono stati presentati utilizzando le statistiche descrittive sotto forma di frequenze, percentuali e media SD. I dati sono stati presentati utilizzando statistiche descrittive sotto forma di frequenze, percentuali e media SD. Chi-quadro per valutare le relazioni tra le variabili e le loro caratteristiche. Il coefficiente di correlazione "correlazione di Pearson" è una misura numerica di un certo tipo di correlazione, ovvero una relazione statistica tra due variabili.

Significato dei risultati:

Altamente significativo al valore $p < 0,01$.

La significatività statistica è stata considerata con un valore $p < 0,05$.

Non significativo al p-value $\geq 0,05$

CAPITOLO 5: RISULTATI

CAPITOLO V

RISULTATI

I risultati saranno presentati nella seguente sequenza:

Parte I: Caratteristiche socio-demografiche degli infermieri studiati **(Tabella1) (Figura1)**

Parte II: Conoscenze degli infermieri sulla prevenzione delle cadute tra gli anziani durante il ricovero **(Tabelle 2a:4) (Figura2)**

Parte III: Lista di controllo delle pratiche infermieristiche **(Tabelle 5:9) (Figura 3:4)**

Parte IV: Relazione tra le variabili studiate **(Tabelle 10:11)**

Parte V: Correlazione tra le variabili studiate **(Tabella 12)**

Parte I. Caratteristiche socio-demografiche degli infermieri studiati

Tabella (1): Numero e distribuzione percentuale degli infermieri studiati in base alle loro caratteristiche socio-demografiche (n=100). 2022

Informazioni personali	N	%
Età		
21< 30	36	36.0
30 < 45	48	48.0
≥45	16	16.0
$\bar{x}$ S.D 35,24± 1,02		
Genere		

Uomo	23	23.0
Donna	77	77.0
Titolo di studio		
Laurea in infermieristica	24	24.0
Istituto infermieristico	33	33.0
Diploma in infermieristica	43	43.0
Anni di esperienza		
3 < 5	35	35.0
5 < 10	49	49.0
≥ 10	16	16.0
$\bar{x}$ S.D 7,94± 0,25		
Formazione sulla prevenzione e la gestione delle cadute		
Sì	43	43.0
No	57	57.0

Come mostrato nella **tabella (1)**, questo studio è stato condotto su 100 infermieri. Per quanto riguarda le loro caratteristiche socio-demografiche, quasi la metà di loro (48,0%) ha un'età compresa tra 30 e meno di 45 anni, con una media di 35,24±1,02 anni. Inoltre, più di tre quarti di loro (77,0%) sono donne. Inoltre, meno della metà di loro (43,0%) ha un diploma in infermieristica. Per quanto riguarda gli anni di esperienza, quasi la metà di loro (49,0%) ha da 5 a meno di 10 anni, con una media di 7,94±0,25 anni. Inoltre, più della metà di loro (57,0%) non ha avuto una formazione.

La Figura (3) rappresenta che meno della metà degli infermieri studiati (43,0%) ha un diploma in infermieristica, circa un terzo di loro (33%) è in un istituto di infermieristica, ma quasi un quarto di loro (24%) ha una laurea in infermieristica.

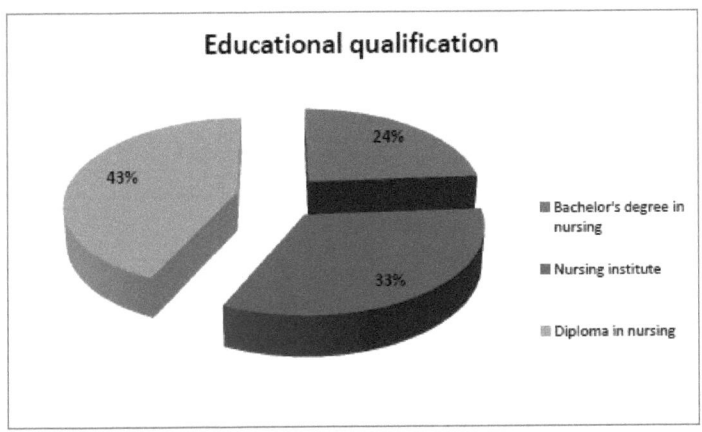

Figura (2): Distribuzione percentuale degli infermieri studiati in base al loro titolo di studio (n=100).

Parte II. Conoscenze degli infermieri sulla prevenzione delle cadute negli anziani durante il ricovero ospedaliero

Tabella (2a): Numero e distribuzione percentuale degli infermieri studiati in base alle informazioni che valutano la conoscenza dell'infermiere sulle cadute (n=100). 2022

Articoli	N	%
corsi o formazione sulla possibilità di prevenire e controllare le cadute		
Sì	62	62.0
No	38	38.0
Conoscere la definizione di caduta		
Sì	59	59.0
No	41	41.0
Conoscere lo strumento approvato per la valutazione del rischio di cadute.		
Sì	44	44.0
No	56	56.0
Strumento di valutazione del rischio di caduta approvato n=44		
Morse	26	59.1
Humpty dumpty	18	40.9
Conoscere il tasso di misurazione, i rischi e la prevenzione delle cadute		
Sì	40	40.0
No	**60**	**60.0**

il tasso di misurazione, i rischi e la prevenzione delle cadute n=40		
0- 24 Basso rischio - Precauzioni di sicurezza della pratica infermieristica di base	19	47.5
25- 45 Pericoli moderati - Focus standard sugli interventi di prevenzione delle cadute	15	37.5
> 46 Rischio elevato - Interventi di prevenzione delle cadute ad alto rischio	6	15.0

La Tabella (2a) illustra conoscenza degli infermieri studiati sulle informazioni che valutano la conoscenza dell'infermiere sulle cadute. Rivela che meno di due terzi di loro (62,0%, 60,0%) riferiscono di aver ricevuto corsi e formazione sulla possibilità di prevenire e non conoscono rispettivamente il tasso di misurazione, i rischi e la prevenzione delle cadute, mentre solo più di un decimo di loro (15,0%) menziona che il tasso di misurazione, i rischi e la prevenzione delle cadute è superiore a 46 Interventi di prevenzione delle cadute ad alto rischio - High Risk.

Tabella (2b): Numero e distribuzione percentuale degli infermieri studiati in base alle informazioni che valutano la conoscenza dell'infermiere sulle cadute (n=100).

Articoli	N	%
Conoscere chi è a rischio di caduta		
Sì	82	**82.0**
No	18	18.0
Se sì, chi è a rischio di caduta n=82		
Età pari o superiore a 60 anni	58	70.7
Debolezza degli arti inferiori	71	**86.6**
Genere femminile	15	18.3
Data dell'ultima caduta	10	12.2
Disfunzione fisica	41	50.0
Deterioramento cognitivo	20	24.4
Vertigini	52	63.4
Deambulazione o equilibrio compromessi	69	84.1
Depressione	9	11.0
Indice di massa corporea basso	11	13.4

Incontinenza urinaria	18	21.9
Deficit sensoriale, soprattutto visivo	55	67.1
Ipotensione ortostatica	62	75.6
Uso di più di quattro farmaci prescritti o uso di sostanze psicotrope	41	50.0
Conoscere i farmaci associati alle cadute e gli effetti dannosi.		
Sì	73	**73.0**
No	27	27.0
***Se sì, quali sono i farmaci che accompagnano la caduta e i loro effetti nocivi n=73**		
Diuretici	41	56.2
Antipertensivi	65	**89.0**
Antidepressivi	45	61.6
Antipsicotici, ipotensione ortostatica, rigidità muscolare, sedazione	33	45.2
Gli oppiacei	44	60.3
Ipnosi	23	31.5
Farmaci antidiabetici ipoglicemizzanti	60	82.2

*più di una risposta

La Tabella (2b) indica che la maggior parte degli infermieri studiati (82,0%, 86,6%) riferisce di sapere chi è a rischio di caduta e menziona che coloro che hanno una debolezza degli arti inferiori rispettivamente. Inoltre, quasi i tre quarti di loro (73,0%) indicano di conoscere i farmaci associati alle cadute e gli effetti dannosi e la maggior parte di loro (89,0%) riferisce che si tratta di farmaci antipertensivi.

Tabella (2c): Numero e distribuzione percentuale degli infermieri studiati in base alle informazioni che valutano la conoscenza dell'infermiere sulle cadute (n=100).

Articoli	N	%
Conoscere le complicazioni derivanti dalle cadute per gli anziani		
Sì	77	**77.0**
No	23	23.0
***Se sì, quali sono le complicazioni derivanti dalle cadute per gli anziani n=77**		
Ossa rotte	61	**79.2**
Trauma cranico	57	74.0
lesioni personali	59	76.6

Provoca problemi psicologici	35	45.4
Perdita di fiducia in se stessi	12	15.6
Accelerare la dipendenza dagli altri	21	27.3
Aumento del rischio di entrare in una struttura di assistenza a lungo termine	10	12.9
Conoscere i fattori che contribuiscono alle cadute tra gli anziani		
Sì	87	**87.0**
No	13	13.0
***Se sì, quali sono i fattori che contribuiscono alle cadute tra gli anziani n=87**		
Lunghi periodi di recupero	15	17.2
Condizioni che influenzano il movimento	22	25.3
Farmaci che aumentano la disabilità fisica	47	54.0
Vista o udito compromessi	58	66.7
Stato mentale alterato	19	21.8
perdita di equilibrio	64	**73.6**
Ambiente non familiare	37	42.5
Uso improprio dei dispositivi di assistenza	39	44.8
Fattori fisiologici	53	60.9
Conoscere le informazioni/istruzioni da dare al paziente per evitare le cadute.		
Sì	80	**80.0**
No	20	20.0
***Se sì, quali informazioni/istruzioni devono essere fornite al paziente per evitare cadute n=80**		
Se le persone anziane utilizzano un deambulatore, un bastone o una sedia a rotelle, spieghi il modo corretto di usare l'equipaggiamento adattivo.	35	43.7
Prima della dimissione dall'ospedale, insegnare agli anziani e alla famiglia come prevenire le cadute accidentali a casa, ad esempio correggendo i comuni pericoli domestici. Incoraggiare la famiglia a prendere provvedimenti per garantire la sicurezza del degente.	74	**92.5**
Indirizzare gli anziani ai servizi sanitari a domicilio, se necessario, in modo che i servizi infermieristici continuino dopo la dimissione dall'ospedale e durante il periodo di recupero.	62	77.5

*più di una risposta

La Tabella (2c) mostra che più di tre quarti degli infermieri studiati (77,0%, 79,2%) menzionano di conoscere le complicazioni derivanti dalle cadute per gli anziani e riferiscono di ossa rotte rispettivamente. Inoltre, la maggior parte di loro (87,0%) afferma di conoscere i fattori che contribuiscono alle cadute tra gli anziani e quasi tre quarti di loro (73,6%) menziona la perdita di equilibrio. Inoltre, la maggior parte degli infermieri studiati (80,0%, 92,5%) riferisce di sapere quali informazioni/istruzioni devono essere fornite al paziente per evitare le cadute e menziona "Prima della dimissione dall'ospedale, insegnare agli anziani e alla famiglia i modi per prevenire le cadute accidentali a casa, come ad esempio correggere i comuni pericoli domestici. Incoraggiare la famiglia a prendere provvedimenti per garantire la sicurezza del degente".

Tabella (3a): Numero e distribuzione percentuale degli infermieri studiati in base alle loro informazioni sull'assistenza e sulle pratiche infermieristiche (n=100).

Articoli	N	%
Conoscere le precauzioni di sicurezza e la pratica infermieristica di base.		
Sì	89	**89.0**
No	11	11.0
Se sì, quali sono le precauzioni di sicurezza e le pratiche infermieristiche di base?		
Sistema di comunicazione a portata di mano	33	37.1
Letto nella posizione più bassa con ruote bloccate	57	64.0
Articoli per l'igiene personale a portata di mano.	25	28.1
Si assicuri che le scarpe siano sicure e antiscivolo, senza lacci posteriori.	49	55.1
Offrire un ambiente fisicamente sicuro (ad esempio, eliminare le fuoriuscite, il disordine, i cavi elettrici e le attrezzature non necessarie).	64	71.9
Ausili per la deambulazione/comode accessibili	58	65.2
Orientare il paziente all'ambiente circostante e alla routine ospedaliera (ad esempio, la posizione del bagno, il richiamo del campanello).	42	47.2
Fornisca un'illuminazione adeguata per camminare in sicurezza	79	**88.8**

Rispondere immediatamente alla luce della chiamata del paziente.	66	74.1
Chiedere al paziente di alzarsi lentamente dalla posizione supina per evitare le vertigini.	45	50.6
Valutazione dei disturbi della vista e dell'udito e ricerca del trattamento.	50	56.2
Informare il paziente e la famiglia/il caregiver delle limitazioni e del piano di cura.	28	31.5
Conoscere gli interventi standard di prevenzione delle cadute		
Sì	84	**84.0**
No	16	16.0
*Se sì, quali sono gli interventi standard di prevenzione delle cadute n=84		
Approccio infermieristico di base	23	27.4
Supervisionare l'uso della toilette da parte del paziente.	39	46.4
Le tre guide laterali devono essere alzate.	53	63.1
Piano di dimissione/attrezzature/oggetti sul lato più forte del paziente	36	42.9
L'allarme di uscita dal letto deve essere attivato, se disponibile, e il suono deve essere udibile.	41	48.8
La bandierina anticaduta deve essere posizionata davanti alla stanza del paziente, se si tratta di una stanza singola, o alla testa del letto, se si tratta di una stanza comune.	65	77.4
Chiedere al paziente di usare le maniglie.	38	45.2
Non lasci i pazienti incustoditi nelle aree di diagnosi o di trattamento.	52	61.9
Informare i pazienti "a rischio" durante il turno / rapporto di trasferimento	70	**83.3**

*più di una risposta

La Tabella (3a) mostra la conoscenza di degli infermieri studiati in merito alle informazioni sulle cure e sulle pratiche infermieristiche. Mostra che la maggior parte di loro (89,0%, 88,8%) riferisce di conoscere le precauzioni di sicurezza e le pratiche infermieristiche di base e afferma di fornire un'illuminazione adeguata per camminare in sicurezza, rispettivamente. Inoltre, la maggior parte di loro (84,0%, 83,3%) menziona di conoscere gli interventi standard di prevenzione delle cadute e afferma di informare i pazienti "a rischio" durante il turno/il rapporto di trasferimento, rispettivamente.

Tabella (3b): Numero e distribuzione percentuale degli infermieri studiati in base alle loro informazioni sull'assistenza e sulle pratiche infermieristiche (n=100).

Articoli	N	%
Conoscere quali interventi sono necessari per prevenire le cadute ad alto rischio		
Sì	88	**88.0**
No	12	12.0
*****Se sì, quali sono gli interventi per prevenire le cadute ad alto rischio n=88**		
Approccio infermieristico di base	48	54.5
Implementazione di interventi standard per prevenire le cadute	55	62.5
La luce notturna è accesa	80	**90.9**
Istruzioni per cercare aiuto prima di alzarsi dal letto	64	72.7
L'ordine e il dosaggio dei farmaci devono essere rivisti	51	57.9
Un bagno progettato nel letto, se opportuno	39	44.3
Assistere il paziente nell'uso di routine della toilette	46	52.3
Il passaggio deve essere effettuato dai moderatori come descritto nella politica.	37	42.0
Se possibile, assegnare il paziente a rischio di caduta più vicino al centro infermieri.	49	55.7
Prendere in considerazione i rinvii/referti dove vengono identificati fattori di rischio specifici per ridurre il rischio di cadute o di cadute ricorrenti.	58	65.9
I pazienti attaccati a una sedia/sedia a rotelle devono essere assicurati con una cintura di sicurezza.	65	73.9

*più di una risposta

La Tabella (3b) rivela che maggior parte degli infermieri studiati (88,0%, 90,9%) riferisce di conoscere gli interventi necessari per prevenire le cadute ad alto rischio e di menzionare l'accensione della luce notturna.

Tabella (4): Numero e distribuzione percentuale degli infermieri studiati in base alla loro conoscenza totale della prevenzione delle cadute tra gli anziani durante il ricovero (n=100).

Conoscenza totale	No	%
Buono	62	62.0
Discreto (medio)	21	21.0
Povero	17	17.0
Totale	100	100.0

La Tabella (4) indica che quasi due terzi degli infermieri studiati (62,0%) hanno un buon livello di conoscenza totale sulla prevenzione delle cadute tra gli anziani durante il ricovero. Inoltre, più di un quinto di loro (21,0%) ha un livello medio, mentre meno di un quinto di loro (17,0%) ha un livello scarso.

Figura (3): Distribuzione percentuale degli infermieri studiati in base alle loro conoscenze totali sulla prevenzione delle cadute negli anziani durante il ricovero (n=100).

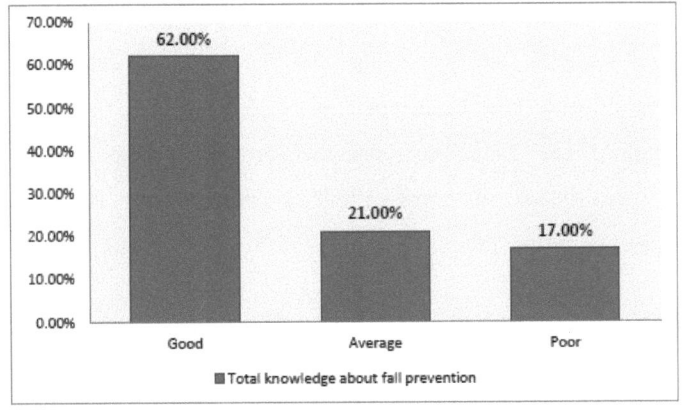

La Figura (4) mostra che quasi due terzi degli infermieri studiati (62,0%) hanno un buon livello di conoscenza totale sulla prevenzione delle cadute tra gli anziani durante il ricovero. Inoltre, più di un quinto di loro (21,0%) ha un livello medio, mentre meno di un quinto di loro (17,0%) ha un livello scarso.

Parte III. Lista di controllo delle pratiche infermieristiche

Tabella (5): Numero e distribuzione percentuale degli infermieri studiati in base alla loro pratica di screening del rischio di caduta per gli anziani (n=100).

Articoli	Sì		No	
	No	%	No	%
Ha avuto un blackout precedente	84	84.0	16	16.0
Ha sperimentato vertigini o palpitazioni	89	**89.0**	11	11.0
Si è trovato sul pavimento e non sa perché	83	83.0	17	17.0
Ha avuto molte cadute	41	41.0	59	59.0
Utilizzo di un dispositivo di assistenza	30	30.0	70	**70.0**

La Tabella (5) chiarisce pratica degli infermieri studiati riguardo allo screening del rischio di caduta per gli anziani. Mostra che la maggior parte di loro (89,0%) riferisce che coloro che hanno sperimentato vertigini o palpitazioni, ma quasi tre quarti di loro (70,0%) menzionano coloro che utilizzano un dispositivo di assistenza.

Tabella (6a): Numero e distribuzione percentuale degli infermieri studiati in base alla loro pratica di valutazione completa del rischio di caduta (n=100).

Articoli	Fatto		Non fatto	
	No	%	No	%
L'infermiera si assicura che il sistema di chiamata sia a portata di mano.	94	**94.0**	6	6.0
Letto in posizione bassa	92	**92.0**	8	8.0
Oggetto personale a portata di mano	92	**92.0**	8	8.0
L'infermiera alza sempre le sponde del letto quando sposta le pazienti anziane sul carrello della barella.	85	85.0	15	15.0
L'infermiera inserisce sempre il blocco del letto quando trasferisce le pazienti anziane sulla sedia a rotelle.	72	72.0	28	28.0
L'infermiera alza sempre le sponde del letto per le pazienti anziane che sono incoscienti e instabili.	75	75.0	25	25.0
L'infermiera istruisce le pazienti anziane affinché chiedano aiuto per prevenire le cadute.	62	62.0	38	38.0
L'infermiera si assicura che le pazienti anziane siano spostate dal letto con l'assistenza di un infermiere o di un assistente.	44	44.0	56	**56.0**
L'infermiera si assicura che le pazienti anziane a rischio di caduta camminino con i loro assistenti.	59	59.0	41	41.0

Gli infermieri si assicurano che le pazienti anziane a rischio di caduta che si svegliano per andare in bagno siano aiutate a scendere dal letto da un infermiere o da un tutore.	68	68.0	32	32.0
Gli infermieri monitorano i farmaci che possono causare cadute	81	81.0	19	19.0
L'infermiera informa tutti gli assistenti dei pazienti ricoverati della possibilità di cadute durante la presentazione dell'ospedale.	81	81.0	19	19.0
L'infermiera istruisce le pazienti anziane e gli assistenti a muoversi in modo sicuro verso il letto, la sedia, il bagno e la sedia a rotelle.	86	86.0	14	14.0
L'infermiera si assicura che le pazienti anziane indossino scarpe antiscivolo della misura corretta.	78	78.0	22	22.0

La Tabella (6a) illustra pratica degli infermieri studiati in merito alla valutazione completa del rischio di caduta. Rivela che la maggior parte di loro (94,0%, 92,0%, 92,0%) riferisce di assicurarsi che il sistema di chiamata sia a portata di mano, il letto in posizione bassa e l'oggetto personale a portata di mano, rispettivamente, mentre più della metà di loro (56,0%) menziona di non assicurarsi che le pazienti anziane siano spostate dal letto con l'assistenza di un infermiere o di un assistente.

Tabella (6b): Numero e distribuzione percentuale degli infermieri studiati in base alla loro pratica di valutazione completa del rischio di caduta (n=100).

Articoli	Fatto		Non fatto	
	No	%	No	%
Gli infermieri mantengono un'illuminazione adeguata sul letto e nel bagno.	71	71.0	29	29.0
Gli infermieri mantengono i percorsi liberi per	63	63.0	37	37.0

facilitare l'uso				
Le infermiere forniscono alle pazienti anziane e ai loro caregiver le istruzioni per la prevenzione delle cadute e ricordano loro di frequente	54	54.0	46	46.0
L'infermiera incoraggia i pazienti ad alto rischio a fare esercizio fisico regolarmente, a meno che non sia controindicato, uno al giorno.	51	51.0	49	49.0
L'infermiera attacca i cartelli di pericolo di caduta alle cartelle cliniche, alle stanze dei pazienti e ai letti delle pazienti anziane ad alto rischio.	65	65.0	35	35.0
Le infermiere valutano il livello di funzionalità motoria normale delle pazienti anziane.	63	63.0	37	37.0
Gli infermieri valutano i fattori di rischio di caduta delle pazienti anziane utilizzando una scala di valutazione del rischio di caduta al momento del ricovero.	62	62.0	38	38.0
L'infermiera rivaluta regolarmente i fattori di rischio di caduta in relazione ai cambiamenti delle condizioni del paziente dopo il ricovero.	60	60.0	40	40.0
L'infermiera posiziona un tappetino antiscivolo sul pavimento quando fa un bagno o una doccia a botte.	65	65.0	35	35.0
Completare e documentare lo screening e la valutazione del rischio di caduta dei pazienti.	95	**95.0**	5	5.0
La segnalazione cade sul medico.	96	**96.0**	4	4.0
Supervisionare gli assistenti infermieristici durante l'applicazione delle precauzioni anticaduta.	90	**90.0**	10	10.0
Ottenere le forniture (bastone, deambulatore, allarme per il letto, ecc.) necessarie per prevenire le cadute dei pazienti.	57	57.0	43	43.0
Valutare l'ambiente del paziente per la sicurezza durante le attività di assistenza al paziente.	40	40.0	60	**60.0**

La Tabella (6b) dimostra che la maggior parte degli infermieri studiati (95,0%, 96,0%, 90,0%) dichiara di completare e documentare lo screening e la valutazione del rischio di caduta del paziente, di segnalare le cadute al medico e di supervisionare gli assistenti infermieristici durante l'applicazione delle precauzioni di prevenzione delle cadute, rispettivamente, mentre meno di due terzi di loro (60,0%) riferisce di non valutare l'ambiente del paziente per la sicurezza durante le attività di assistenza al paziente.

Tabella (7): Il numero e la distribuzione percentuale degli infermieri studiati in base alla loro pratica in merito alla valutazione del rischio di caduta, che include anche una valutazione dei farmaci che influiscono sul rischio di caduta e sulla mobilità/equilibrio (n=100).

Categoria di farmaci	Sì		No	
	No	%	No	%
Antiaritmico	58	58.0	42	42.0
Anticonvulsivante	59	59.0	41	41.0
Antidepressivo	60	60.0	40	40.0
Antistaminico	64	64.0	36	36.0
Antipertensivo	68	**68.0**	32	32.0
Antipsicotico	60	60.0	40	40.0
Ant parkinsonismo	51	51.0	49	49.0
Diuretico	45	45.0	55	**55.0**
Insulina	51	51.0	49	49.0
Rilassante muscolare	47	47.0	53	53.0
Gli oppiacei	61	61.0	39	39.0
Sedativi	55	55.0	45	45.0

La **Tabella (7)** illustra pratica degli infermieri studiati riguardo alla valutazione del rischio di caduta, che include anche una valutazione dei farmaci che influiscono sul rischio di caduta e sulla mobilità/equilibrio. Rivela che più di due terzi di loro (68,0%) riferiscono che gli antipertensivi influiscono sul rischio di caduta e sulla mobilità/equilibrio, ma più della metà di loro (55,0%) afferma che i diuretici non influiscono.

Tabella (8): Numero e distribuzione percentuale degli infermieri studiati in base alla loro pratica di utilizzo di più strumenti in base a questo punteggio per avviare misure di prevenzione delle cadute (n=100).

Fattore di rischio	N	%
Storia delle cascate		
Sì	62	62.0
No	38	38.0
Diagnosi secondaria		
Sì	24	24.0
No	76	76.0
Ausili ambulatoriali		
Mobili	15	15.0
Stampelle/Can	5	5.0
Nessuno /Riposo del letto/sedia a rotelle/infermiere	80	80.0
Linea Iv in posizione		
Sì	30	30.0
No	70	70.0
Andatura/trasferimento		
Deteriorata	9	9.0
Debole	32	32.0
Normale/ Riposo a letto/ Immobile	59	59.0
Stato mentale		
Dimentica la limitazione	23	23.0
Orientato alla capacità di Owen	77	77.0

La Tabella (8) mostra che quasi due terzi degli infermieri studiati (62,0%) riferiscono che la storia di cadute è un fattore di rischio, ma oltre tre quarti di loro (76,0%) menzionano che la diagnosi secondaria non lo è. Per quanto riguarda gli ausili per la deambulazione, la maggior parte di loro (80,0%) dichiara: "Nessuno/Riposo del letto/Sedia a rotelle/Infermiera". Inoltre, meno di tre quarti di loro (70,0%) riferisce che la "flebo in loco" non è un fattore di rischio. Per quanto riguarda l'andatura/il trasferimento, più della metà di loro (59,0%) menziona "Normale/riposo a letto/immobile". Per quanto riguarda lo stato mentale, più di tre quarti di loro (77,0%) dichiara "Orientato alla capacità di Owen".

Figura (4): Distribuzione percentuale degli infermieri studiati in base alla loro interpretazione del punteggio delle misure di prevenzione delle cadute (n=100).

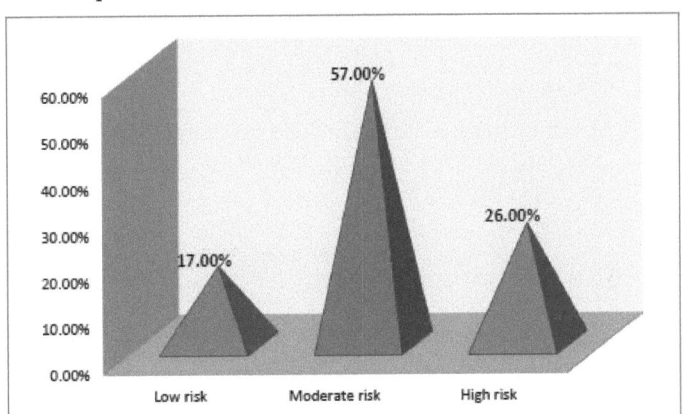

La Figura (5) mostra che più di due terzi degli infermieri studiati (57,0%) hanno un rischio moderato e poco più di un quarto di loro (26,0%) ha un rischio elevato, mentre quasi due quinti di loro (17%) hanno un rischio basso.

Tabella (9): Numero e distribuzione percentuale degli infermieri studiati in base alle loro pratiche totali di prevenzione delle cadute tra le pazienti anziane (n=100).

Pratica totale	No	%
Competente	61	61.0
Incompetente	39	39.0
Totale	100	100.0

Per quanto riguarda le pratiche totali degli infermieri studiati nella prevenzione delle cadute tra le pazienti anziane, la Tabella (9) dimostra che meno di due terzi di loro (61,0%) sono competenti, ma quasi due quinti di loro (39,0%) sono incompetenti.

Figura (5): Distribuzione percentuale delle infermiere studiate in base alle loro pratiche totali di prevenzione delle cadute tra le pazienti anziane (n=100).

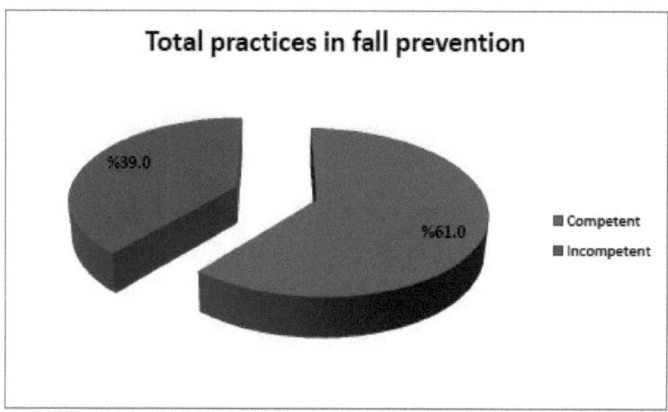

La Figura (6) mostra che meno di due terzi degli infermieri studiati (61,0%) sono competenti nelle pratiche totali di prevenzione delle cadute tra le donne anziane, ma quasi due quinti di loro (39,0%) sono incompetenti.

Parte IV. Relazione tra le variabili studiate

Tabella (10): Relazione tra le caratteristiche socio-demografiche degli infermieri studiati e le loro conoscenze totali sulla prevenzione delle cadute tra gli anziani durante il ricovero (n=100).

Articoli		Conoscenza totale						X^2	P-Valore
		Buono N=62		Media N=21		Povero N=17			
		N	%	N	%	N	%		
Età	21< 30	8	12.9	15	71.4	13	76.5	11.71	.003**
	30 < 45	40	64.5	5	23.8	3	17.6		
	≥45	14	22.6	1	4.8	1	5.9		
Genere	Uomo	6	9.7	8	38.1	9	52.9	1.122	.085
	Donna	56	90.3	13	61.9	8	47.1		
Titolo di studio	Laurea in infermieristica	22	35.4	2	9.5	0	0	9.975	.005**
	Istituto infermieristico	28	45.2	3	14.3	2	11.8		
	Diploma in infermieristica	12	19.4	16	76.2	15	88.2		
Anni di esperienza	3 < 5	9	14.5	14	66.7	12	70.6	15.48	.002**
	5 < 10	37	59.7	7	33.3	5	29.4		
	≥ 10	16	25.8	0	0	0	0		
Formazione	Sì	39	62.9	3	14.3	1	5.9	12.29	.008**
	No	23	37.1	18	85.7	16	94.1		

*Significativo a p '0.05. **Altamente significativo a p '0.01. Non significativo a p>0,05

La Tabella (10) illustra che esiste una relazione altamente significativa dal punto di vista statistico tra la conoscenza totale degli infermieri studiati sulla prevenzione delle cadute tra gli anziani durante il ricovero e la loro età, il titolo di studio, gli anni di esperienza e la formazione (p=0,003, p=0,005, p=0,002, p=0,008) rispettivamente. Non esiste una relazione statisticamente significativa con il sesso (p>0,05).

Tabella (11): Relazione tra le caratteristiche socio-demografiche degli infermieri studiati e le loro pratiche totali di prevenzione delle cadute tra le pazienti anziane (n=100).

Articoli		Pratica totale				X^2	P-Valore
		Competente N=61		Incompetente N=39			
		N	%	N	%		
Età	21< 30	12	19.7	24	61.5	6.356	.015*
	30 < 45	38	62.3	10	25.6		
	≥45	11	18.0	5	12.9		
Genere	Uomo	19	31.1	4	10.3	4.107	.012*
	Donna	42	68.9	35	89.7		
Titolo di studio	Laurea in infermieristica	23	37.7	1	2.5	15.09	.000**
	Istituto infermieristico	29	47.5	4	10.3		
	Diploma in infermieristica	9	14.8	34	87.2		
Anni di esperienza	3 < 5	6	9.8	29	74.4	13.61	.002**
	5 < 10	42	68.9	7	17.9		
	≥ 10	13	21.3	3	7.7		
Formazione	Sì	40	65.6	3	7.7	16.22	.000**
	No	21	34.4	36	92.3		

*Significativo a p '0.05. **Altamente significativo a p '0.01. Non significativo a p>0,05

La Tabella (11) rivela che esiste una relazione altamente significativa dal punto di vista statistico tra le pratiche totali degli infermieri studiati nella prevenzione delle cadute tra le donne anziane durante il ricovero e il loro titolo di studio, gli anni di esperienza e la formazione con (p=0.000, p=0.002, p=0.000) rispettivamente. Inoltre, è stata trovata una relazione statisticamente significativa con l'età e il sesso, rispettivamente con (p=0,015, p=0,012).

Parte V: Correlazione tra le variabili studiate

Tabella (12): Correlazione tra le variabili studiate (n=100).

		Pratica totale
Conoscenza totale	R	.625
	P	.001**

(**) Statisticamente significativo a p<0,01. r Correlazione di Pearson

La Tabella (12) dichiara che esiste una correlazione positiva altamente significativa tra la pratica totale e la conoscenza totale degli infermieri studiati (p=0,001).

CAPITOLO 6: DISCUSSIONE

Capitolo VI

Discussione

Le cadute sono un problema di salute a livello mondiale, causa principale di disabilità, dovuta al declino della funzione fisica delle persone anziane. Quindi, gli infermieri hanno l'onere di migliorare la salute e ridurre le cadute tra gli anziani con malattie croniche che frequentano qualsiasi ambiente di assistenza sanitaria o anche a casa attraverso visite domiciliari regolari. Questo può essere fatto attraverso l'educazione, la formazione e l'incoraggiamento degli anziani ad applicare il Programma di Esercizio Otago **(Elraziek et al., 2021)**.

Il presente studio mirava a valutare le conoscenze e le pratiche dell'infermiere per ridurre le cadute tra le donne anziane adulte dell'ospedale universitario di Beni-Suef.

La discussione comprendeva cinque parti: caratteristiche socio-demografiche degli infermieri studiati, conoscenze degli infermieri sulla prevenzione delle cadute tra gli anziani durante il ricovero, lista di controllo delle pratiche degli infermieri, relazione tra le variabili studiate e correlazione tra le variabili studiate.

Parte I. Caratteristiche socio-demografiche delle infermiere studiate

Per quanto riguarda i dati sociodemografici delle infermiere studiate, il risultato del presente studio ha mostrato che quasi la metà di loro ha un'età compresa tra 30 e meno di 45 anni, con una media di 35,24±1,02 anni. Inoltre, più di tre quarti di loro sono donne. Per quanto riguarda gli anni di esperienza, quasi la metà di loro ha da 5 a meno di 10 anni, con una media di 7,94±0,25 anni. Dal punto di vista del ricercatore, questa elevata percentuale di infermiere donne è molto probabilmente attribuibile al fatto che lo studio del BSN nelle università egiziane era esclusivo per le donne fino a pochi anni fa, quindi la professione infermieristica in Egitto era prevalentemente femminile.

Questo risultato è in linea con lo studio condotto da **James et al. (2022)** dal titolo "Conoscenza, atteggiamenti sulle cadute e consapevolezza dei fattori di rischio di caduta dei pazienti ospedalizzati tra gli infermieri che lavorano in ospedali di cura terziaria" e ha mostrato che la maggior parte degli infermieri studiati era di sesso femminile e più della metà di loro non aveva mai sperimentato una precedente caduta di un paziente. Inoltre, questo risultato è in accordo con lo studio di **Dennis, (2021)** che ha condotto uno studio su "Aumentare la consapevolezza delle cadute attraverso l'educazione del personale infermieristico" e ha mostrato che la maggior parte degli infermieri studiati era di sesso femminiled .'altra parte, questo risultato è in contrasto con lo studio di **Han et al., (2020)** che ha condotto uno studio su "L'effetto della conoscenza e dell'atteggiamento sulle attività di prevenzione delle cadute tra il personale infermieristico negli ospedali di assistenza a lungo termine" e ha illustrato che più di due quinti degli infermieri studiati avevano un'età compresa tra 50 e 59 anni e la media era di 47,64 ± 8,82 anni.

Inoltre, meno della metà di loro aveva un'esperienza di carriera clinica da uno a nove anni o meno e la maggior parte di loro aveva una formazione sulla prevenzione delle cadute.

Per quanto riguarda la formazione degli infermieri studiati, il risultato del presente studio è che più della metà di loro non ha avuto una formazione. Questo risultato può essere dovuto alla mancanza di supporto amministrativo, all'aumento del carico di lavoro in un'area clinica e alla mancanza di una formazione continua sulle cadute. Questo risultato corrisponde a quello di **Elbasiony et al. (2021)**, che ha condotto uno studio intitolato "Effetto dell'implementazione di strategie di prevenzione delle cadute sulle prestazioni degli infermieri presso l'Unità di Terapia Intensiva per le Malattie Neurologiche" e che ha rilevato che la maggior parte degli infermieri studiati non aveva una formazione.

In base al titolo di studio degli infermieri studiati, il risultato del presente studio ha mostrato che meno della metà degli infermieri studiati ha un diploma in infermieristica, circa un terzo di loro è in un istituto di infermieristica, ma quasi un quarto di loro ha una laurea in infermieristica. questo risultato è supportato da **Yoo, (2017)** che ha condotto uno studio intitolato "Conoscenza, atteggiamento e attività di prevenzione relative alle cadute tra gli infermieri di ospedali geriatrici" e ha mostrato che circa un terzo degli infermieri studiati ha una laurea in infermieristica. al contrario, questo risultato è in disaccordo con lo studio di **Wilson et al, (2016)**, che hanno condotto uno studio su "Le percezioni degli infermieri sull'implementazione di interventi di prevenzione delle cadute per mitigare i fattori di rischio di caduta specifici del paziente" e hanno riferito che meno della metà degli infermieri studiati ha conseguito una laurea in infermieristica.

Parte II. Conoscenze degli infermieri sulla prevenzione delle cadute negli anziani durante il ricovero ospedaliero

Per quanto riguarda la conoscenza delle cadute da parte degli infermieri studiati, il risultato del presente studio ha rivelato che meno di due terzi di loro ha conoscenze sulla valutazione delle cadute tra gli anziani. Questi risultati possono essere dovuti al fatto che più della metà degli infermieri studiati non ha partecipato a corsi di formazione sulla prevenzione delle cadute. Questi risultati sono in linea con lo studio di **Sinuraya, E. (2016)** che ha condotto uno studio su "Conoscenza delle cadute e pratiche di prevenzione delle cadute da parte degli infermieri per gli anziani ricoverati in ospedale a Medan, Indonesia" e ha riferito che circa due terzi degli infermieri studiati avevano conoscenze sulla definizione e sulla valutazione delle cadute. Inoltre, questo risultato è in linea con lo studio di **Susanti, (2015)** che ha condotto uno studio su "Correlazione tra le conoscenze degli infermieri e l'obbedienza all'implementazione della procedura operativa standard" e ha riferito che una piccola percentuale degli infermieri studiati aveva conoscenze sui metodi di prevenzione.

Per quanto riguarda la conoscenza dei fattori di rischio di caduta tra gli anziani, il risultato dell'attuale studio ha mostrato che la maggior parte di loro era a conoscenza del rischio di caduta e menziona che coloro che hanno una debolezza degli arti inferiori.

Questo risultato è in linea con lo studio di **Wang et al. (2022)**, che ha condotto uno studio su "La conoscenza percepita della prevenzione delle cadute negli infermieri che lavorano negli ospedali per acuti in Cina e negli Stati Uniti" e ha indicato che la maggior parte degli infermieri studiati aveva conoscenze sui fattori di rischio tra i pazienti. Inoltre, questa scoperta è coerente con i risultati di uno studio precedente di **Gupta, (2019)** che ha condotto uno studio sulla "Conoscenza tra gli infermieri della prevenzione delle cadute in ospedale" e ha mostrato che la maggior parte degli studiosi aveva una conoscenza adeguata del rischio di caduta e menziona che coloro che hanno una debolezza degli arti inferiori, menzionano di conoscere i farmaci associati alle cadute.

Per quanto riguarda le complicanze delle cadute, il risultato del presente studio ha illustrato che più di tre quarti degli infermieri studiati affermano di conoscere le complicanze derivanti dalle cadute degli anziani e riferiscono di ossa rotte. Questo risultato è in linea con lo studio di **Nadia, & Permanasari, (2018)** che hanno condotto uno studio sulla "Conformità dell'infermiere per la valutazione del rischio di caduta come procedura di sicurezza del paziente" e hanno riferito che circa due terzi degli infermieri studiati avevano conoscenze sulle complicanze.

Per quanto riguarda le informazioni sulle cure e le pratiche infermieristiche tra gli infermieri studiati, il risultato dello studio attuale ha illustrato che la maggior parte di loro riferisce di conoscere le precauzioni di sicurezza e le pratiche infermieristiche di base e afferma di fornire un'illuminazione adeguata per camminare in sicurezza. Inoltre, la maggior parte di loro afferma di conoscere gli interventi standard di prevenzione delle cadute e dichiara di informare i pazienti "a rischio" durante il turno/rapporto di trasferimento. Questi risultati possono essere dovuti al fatto che circa due terzi degli infermieri studiati avevano un'esperienza superiore ai cinque anni. Al contrario, questo risultato è in disaccordo con lo studio di **Adly et al. (2020)** "Assessment of Nurses' Knowledge and Practices Regarding the Application of Safety Standard Precautions" (Valutazione delle conoscenze e delle pratiche degli infermieri in merito all'applicazione delle precauzioni standard di sicurezza), che ha rivelato che circa due terzi degli infermieri studiati avevano una conoscenza errata delle precauzioni di sicurezza e delle pratiche infermieristiche di base.

In relazione agli interventi necessari per prevenire le cadute ad alto rischio tra gli infermieri studiati, il risultato rivela che la maggior parte degli infermieri studiati riferisce di conoscere gli interventi necessari per prevenire le cadute ad alto rischio e menziona l'accensione della luce notturna. questo risultato concorda con lo studio di **Onuekwusi, (2021)** intitolato "Interventi infermieristici per la riduzione delle cadute tra gli anziani che assumono agenti polifarmaceutici" e ha concluso che la maggior parte degli studiosi aveva una conoscenza adeguata degli interventi per la riduzione delle cadute tra gli anziani.

In relazione alla conoscenza totale della prevenzione delle cadute tra gli anziani tra gli infermieri studiati, il risultato del presente studio ha mostrato che quasi due terzi degli infermieri studiati hanno un buon livello di conoscenza totale della prevenzione delle cadute tra gli anziani durante il ricovero. Inoltre, più di un quinto di loro ha un livello medio, mentre meno di un quinto ha un livello scarso. Questo risultato potrebbe essere dovuto agli efficaci programmi di formazione forniti agli infermieri dell'ospedale sulle cadute e la maggior parte degli infermieri studiati ha un'esperienza superiore ai cinque anni. Il risultato è in sintonia con lo studio pubblicato da **Horová et al. (2020)**, che ha condotto uno studio su "Verifica delle conoscenze degli infermieri sulla prevenzione delle cadute" e ha rivelato che la maggior parte degli infermieri studiati ha un buon livello di conoscenza totale sulla prevenzione delle cadute tra gli anziani. Inoltre, questo risultato è coerente con lo studio di **Simamora, & Siregar, (2019)** che ha condotto uno studio sulla "Conoscenza degli infermieri sulla prevenzione del rischio di caduta dei pazienti nella stanza di degenza dell'ospedale privato di Medan" e ha mostrato che più della metà degli infermieri studiati appartiene alla categoria di conoscenza di buon livello.

Parte III. Lista di controllo delle pratiche infermieristiche:

Il risultato dello studio ha chiarito che la maggior parte degli infermieri studiati ha riferito che coloro che hanno sperimentato vertigini o palpitazioni, ma quasi tre quarti di loro menzionano coloro che utilizzano un dispositivo di assistenza. Questi risultati possono essere dovuti al processo di guadagno che influisce negativamente sulla salute degli anziani. Il risultato è supportato dallo studio di **Kim,**

& Jeong, (2015) che hanno condotto uno studio sugli "Effetti degli interventi infermieristici per la prevenzione delle cadute nei pazienti ricoverati" e hanno dimostrato che la maggior parte degli infermieri studiati ha riferito che i pazienti che sperimentano vertigini o palpitazioni sono ad alto rischio di caduta.

Il risultato del presente studio ha illustrato che la maggior parte degli infermieri studiati ha riferito di assicurarsi che il sistema di chiamata sia a portata di mano, il letto in posizione bassa e l'oggetto personale a portata di mano, mentre più della metà di loro menziona di non assicurarsi che le pazienti anziane siano spostate dal letto con l'assistenza di un infermiere o di un assistente. Questi risultati sono in linea con lo studio pubblicato da **Innab, (2022)** intitolato "La percezione degli infermieri dei fattori di rischio di caduta e delle strategie di prevenzione delle cadute nei contesti di cura per acuti in Arabia Saudita" e ha mostrato che la maggior parte degli infermieri studiati aveva buone pratiche per quanto riguarda il mantenimento del letto in posizione bassa e l'oggetto personale a portata di mano.

Per quanto riguarda la pratica degli infermieri studiati, la maggior parte di essi afferma di completare e documentare lo screening e la valutazione del rischio di caduta del paziente, di segnalare le cadute al medico e di supervisionare gli assistenti infermieristici durante l'applicazione della caduta. Questi risultati possono essere dovuti a un programma di formazione efficace e agli anni di esperienza (circa due terzi avevano un'esperienza superiore a cinque anni). D'altra parte, questa scoperta è in disaccordo con lo studio di **Asiri et al. (2018)**, che ha condotto uno studio su "Conoscenze e modelli di pratica della prevenzione delle cadute tra gli operatori sanitari a domicilio nel sud dell'Arabia Saudita" e ha riferito che meno della metà degli infermieri studiati aveva una buona pratica competente in materia di documentazione.

Per quanto riguarda la pratica degli infermieri studiati in merito alla valutazione del rischio di caduta, che include anche una valutazione dei farmaci che influiscono sul rischio di caduta e sulla mobilità/equilibrio, il risultato del presente studio ha illustrato che più di due terzi di loro riferiscono che gli antipertensivi influiscono sul rischio di caduta e sulla mobilità/equilibrio, ma più della metà di loro menziona che i diuretici non influiscono. Questa scoperta è supportata dallo studio di **Michalcova et al. (2020)**, che ha condotto uno studio su "Inclusione del rischio di caduta correlato ai farmaci nello strumento di valutazione del rischio di caduta nelle unità di cura geriatriche" e ha rappresentato che gli antipertensivi rischiano di aumentare le cadute tra gli anziani.

Per quanto riguarda le pratiche totali degli infermieri studiati in materia di prevenzione delle cadute tra le donne anziane, il risultato dello studio attuale ha mostrato che meno di due terzi degli infermieri studiati sono competenti nelle pratiche totali di prevenzione delle cadute tra le donne anziane, ma quasi due quinti di loro sono incompetenti. Questo risultato potrebbe essere dovuto ai programmi ospedalieri incentrati sulla cultura della sicurezza del paziente, che sono fondamentali per promuovere la sicurezza del paziente. Si raccomanda inoltre che i pazienti ad alto rischio di caduta siano affidati alle cure di infermieri esperti che abbiano competenze aggiornate nella prevenzione delle cadute. Questo risultato è coerente con lo studio di **Ganabathi et al. (2017)**, che ha condotto uno studio su "Conoscenza, atteggiamento e pratiche degli infermieri sulla prevenzione delle cadute nell'ospedale King Abdul Aziz, Regno dell'Arabia Saudita" e ha dimostrato che la maggior parte degli infermieri studiati ha una buona pratica e una percentuale minima ha una pratica scarsa. D'altra parte, questo risultato è in disaccordo con lo studio di **Negash, (2022)** che ha condotto uno studio intitolato "Valutazione della pratica auto-riferita degli infermieri nei confronti della prevenzione delle cadute e dei fattori ad essa associati in un ospedale etiope": meno di due terzi degli infermieri studiati sono scarsi per quanto riguarda le pratiche totali di prevenzione delle cadute tra le pazienti anziane.

Parte IV. Relazione tra le variabili studiate

Il presente studio ha illustrato che esiste una relazione altamente significativa dal punto di vista statistico tra la conoscenza totale degli infermieri studiati sulla prevenzione delle cadute tra gli anziani durante il ricovero e la loro età, titolo di studio, anni di esperienza e formazione. Non esiste una relazione statisticamente significativa con il sesso. Questo risultato potrebbe essere dovuto al fatto che la maggior parte degli infermieri studiati era di sesso femminile. Questo risultato concorda con lo studio di **Bhardwaj & Chugh, (2021)** che hanno condotto uno studio sull'"Efficacia del programma di prevenzione delle cadute sulle conoscenze e sulle pratiche di prevenzione delle cadute degli infermieri" e hanno dimostrato che non esiste alcuna associazione tra le conoscenze sulle cadute e il loro sesso. Al contrario, questo risultato è in disaccordo con lo studio di **Cho, & Jang, (2020) che ha** condotto uno studio su "Conoscenza, atteggiamento e pratiche di prevenzione delle cadute degli infermieri negli ospedali della Corea del Sud" e ha riferito che non esiste una relazione statisticamente significativa tra la conoscenza totale degli infermieri studiati e l'età, il titolo di studio, gli anni di esperienza e la formazione.

Per quanto riguarda la relazione tra le caratteristiche socio-demografiche degli infermieri studiati e le loro pratiche totali di prevenzione delle cadute tra le pazienti anziane, il risultato dello studio attuale ha rivelato che esiste una relazione altamente significativa dal punto di vista statistico tra le pratiche totali degli infermieri studiati sulla prevenzione delle cadute tra le donne anziane durante il ricovero ospedaliero e il loro titolo di studio, gli anni di esperienza e la formazione. Questi risultati possono essere dovuti al fatto che gli infermieri con livelli di istruzione più elevati spesso ricevono una formazione più approfondita in competenze cliniche, tecniche di valutazione e pratiche basate sull'evidenza. Questo li dota di una gamma più ampia di competenze per gestire efficacemente situazioni mediche complesse. Inoltre, è stata riscontrata una relazione statisticamente significativa con l'età e il sesso. Questo risultato è in linea con lo studio di **Kim, & Seo, (2017)** che hanno condotto uno studio sulla "conoscenza, l'atteggiamento verso le cadute e le attività di prevenzione delle cadute degli infermieri ospedalieri geriatrici" e hanno riferito che esiste una relazione statisticamente significativa tra le pratiche totali degli infermieri studiati sulla prevenzione delle cadute tra gli anziani e la loro età, il sesso, il titolo di studio, gli anni di esperienza e la formazione.

Parte V: Correlazione tra le variabili studiate:

Il presente studio ha dichiarato che esiste una correlazione positiva altamente significativa tra la pratica totale e la conoscenza totale degli infermieri studiati. Dal punto di vista del ricercatore, questi risultati possono essere attribuiti all'aumento del livello di conoscenza che porta gli infermieri a una comprensione più completa delle cadute, dei loro rischi e dell'importanza di mantenere la sicurezza dei pazienti, che ha avuto un impatto sui loro modelli di comportamento e ha influenzato positivamente la loro pratica. Questo risultato corrisponde allo studio di **Han et al. (2020)**, che ha illustrato che c'era una forte associazione positiva tra la conoscenza totale delle cadute e la pratica totale. Inoltre, questa scoperta è stata supportata dallo studio di **King et al. (2018)** intitolato "Impatto della prevenzione delle cadute sul personale infermieristico e sull'assistenza ai pazienti a rischio di caduta" e ha mostrato lo stesso risultato.

CAPITOLO 7: CONCLUSIONE

Conclusione

Alla luce dello studio attuale, si può concludere che circa la metà degli infermieri studiati aveva un'età compresa tra i trenta e i quarantacinque anni, più di tre quarti di loro erano di sesso maschile, quasi la metà di loro era in possesso di un diploma di laurea in infermieristica e aveva un'esperienza compresa tra i cinque e i dieci anni e più della metà di loro non ha partecipato a corsi di formazione sulla prevenzione delle cadute.

Inoltre, quasi due terzi degli infermieri studiati avevano un buon livello di conoscenza totale sulla prevenzione delle cadute tra gli anziani durante il ricovero. Inoltre, più di un quinto di loro aveva un livello medio, mentre meno di un quinto aveva un livello scarso. Inoltre, meno di due terzi di loro erano competenti nella prevenzione delle cadute tra le pazienti anziane, ma quasi due quinti di loro erano incompetenti.

CAPITOLO 8:
RACCOMANDAZIONE

Raccomandazioni

Sulla base dei risultati dello studio, sono state raccomandate le seguenti raccomandazioni:

1. Incoraggia gli infermieri a integrare le pratiche basate sull'evidenza nella loro routine quotidiana, rimanendo aggiornati sulle ultime ricerche e linee guida relative alla prevenzione delle cadute nei pazienti anziani.
2. Organizzare workshop di miglioramento delle competenze e sessioni di formazione pratica che forniscano esperienza pratica nella valutazione del rischio di caduta, nell'implementazione di misure preventive e nella risposta efficace agli incidenti di caduta.
3. Favorire la collaborazione tra infermieri, medici, fisioterapisti e altri operatori sanitari per affrontare collettivamente la prevenzione delle cadute.
4. Condurre audit di routine sulle pratiche di prevenzione delle cadute e fornire feedback agli infermieri e ai team sanitari.
5. Dovrebbero essere condotti ulteriori studi per identificare e comprendere la combinazione di fattori che producono strategie di prevenzione delle cadute di successo a livello di unità.
6. Questo studio potrebbe essere replicato su un campione più ampio di infermieri e in contesti diversi per generalizzare i risultati.

CAPITOLO 9: RIASSUNTO

Sommario

L'età è un fattore di rischio chiave per le cadute. La prevalenza di cadute tra le donne anziane di età superiore agli 80 anni è significativamente più alta rispetto a quella delle donne di età superiore ai 65 anni, che sono rispettivamente la metà e un terzo (**OMS, 2018**). Le donne sono più suscettibili agli esiti legati alle cadute, poiché presentano una forza muscolare inferiore nel corso della vita rispetto agli uomini. Le donne anziane possono anche sviluppare una paura di cadere che porta a limitazioni dell'attività, isolamento sociale e riduzione della qualità della vita (**Gadelha, et al., 2020**).

Gli infermieri svolgono un ruolo importante come personale sanitario per mantenere i pazienti al sicuro nelle strutture di assistenza a lungo termine, fornendo interventi basati su prove di efficacia per la prevenzione delle cadute. Questi interventi includono il rounding orario, che informa gli infermieri sulle esigenze del paziente. Questa iniziativa formerà gli infermieri sui fattori di rischio per le cadute e sulle relative strategie di prevenzione (**Odenigbo, 2020**).

Obiettivo dello studio:

Questo studio mirava a valutare le conoscenze e le pratiche dell'infermiere per ridurre le cadute tra le donne anziane adulte.

Domanda di ricerca:

Qual è il livello di conoscenza degli infermieri e le loro pratiche per ridurre le cadute tra le donne anziane nell'ospedale universitario di Beni-Suef?

Disegno di ricerca:

Per condurre questo studio è stato utilizzato un disegno esplorativo descrittivo.

Impostazioni dello studio:

Il presente studio è stato condotto in tutte le diverse unità dell'ospedale universitario di Beni-Suef.

Soggetti:

Un campionamento descrittivo trasversale composto da 100 infermieri (maschi e femmine) che fornivano assistenza ai pazienti collegata alla cura diretta dei pazienti.

Strumenti di raccolta dei dati:

In questo studio sono stati utilizzati quattro strumenti, classificati come segue:

1st strumento: Questionario autosomministrato:

Si compone di:

Parte I: Caratteristiche personali degli infermieri, come età, sesso, livello di istruzione, anni di esperienza e formazione.

Parte II: Scheda di valutazione delle conoscenze, comprendeva 22 domande come Conoscere la definizione di caduta, Conoscere lo strumento approvato per valutare il rischio di cadute, il tasso di misurazione, i rischi e la prevenzione delle cadute, il rischio di caduta, i farmaci associati alle cadute e gli effetti dannosi e le complicazioni derivanti dalle cadute per gli anziani... ecc.

Parte III: Lista di controllo delle pratiche infermieristiche: Includeva tre domini come lo screening del rischio di caduta per gli anziani (5 voci), la valutazione completa del rischio di caduta (28 voci), e la valutazione del rischio di caduta include anche una valutazione dei farmaci che influiscono sul rischio di caduta e sulla mobilità/equilibrio (12 voci).

Parte IV: l'utilizzo di più strumenti basati su questo punteggio darà il via alle misure di prevenzione delle cadute; comprendeva sei voci come storia delle cadute, diagnosi secondaria, ausili ambulatoriali e linea IV in posizione, andatura/trasferimento e stato mentale.

Validità del contenuto:
- Validità: è stata accertata da un gruppo di esperti in Infermieristica di Comunità (5). Sono state raccolte le loro opinioni in merito al formato, al layout, alla coerenza, all'accuratezza e alla pertinenza degli strumenti.

Affidabilità:

- L'analisi dell'affidabilità è stata effettuata misurando la coerenza interna dello strumento attraverso il test Alpha di Cronbach.

Articoli	Alfa di Cronbach
Scheda di valutazione della conoscenza	0,824 "buono"
Lista di controllo delle pratiche infermieristiche	0,819 "buono"
L'utilizzo di più strumenti basati su questo punteggio darà il via alle misure di prevenzione delle cadute.	0,837 "buono"

I risultati possono essere riassunti come segue:

Per quanto riguarda le caratteristiche socio-demografiche degli infermieri studiati, il 48,0% di loro aveva un'età compresa tra 30 e meno di 45 anni, con una media di 35,24±1,02 anni. Inoltre, il 77,0% di loro era di sesso femminile. Inoltre, il 43,0% di loro aveva un diploma in infermieristica. Per quanto riguarda gli anni di esperienza, il 49,0% di loro aveva da 5 a meno di 10 anni, con una media di 7,94±0,25 anni. Inoltre, il 57,0% di loro non aveva una formazione.

Secondo le conoscenze totali degli infermieri studiati sulla prevenzione delle cadute tra gli anziani durante il ricovero, il 62,0% di loro aveva un buon livello di conoscenze totali sulla prevenzione delle cadute tra gli anziani durante il ricovero. Inoltre, il 21,0% di loro aveva un livello medio, mentre il 17,0% aveva un livello scarso. Per quanto riguarda le pratiche totali degli infermieri studiati nella prevenzione delle cadute tra le donne anziane, il 61,0% di loro era competente, ma il 39,0% era incompetente.

In base alla relazione tra le caratteristiche socio-demografiche degli infermieri studiati e la loro conoscenza totale sulla prevenzione delle cadute tra gli anziani durante il ricovero, è stata riscontrata una relazione altamente statisticamente significativa con l'età, il titolo di studio, gli anni di esperienza e la formazione (p=0,003, p=0,005, p=0,002, p=0,008) rispettivamente.

Per quanto riguarda la relazione tra le caratteristiche socio-demografiche degli infermieri studiati e le loro pratiche totali di prevenzione delle cadute tra le pazienti anziane, è stata riscontrata una relazione statisticamente significativa con il titolo di studio, gli anni di esperienza e la formazione, rispettivamente con (p=0.000, p=0.002, p=0.000). Inoltre, è stata trovata una relazione statisticamente significativa con l'età e il sesso, rispettivamente con (p=0,015, p=0,012). Inoltre, è stata riscontrata una correlazione positiva altamente significativa tra la pratica totale e la conoscenza totale degli infermieri studiati.

CAPITOLO 10: RIFERIMENTI

Riferimenti

Abd-Elraziek, E., Mahmoud, S., & Abd El-Fatah, S. (2021). Programma di Esercizio Otago (OEP): Una tecnica d'oro sullo stato di salute e sul rischio di cadute negli anziani con malattie croniche. *Egyptian Journal of Health Care, 12*(1), 84-104.

Adetuyi, B. O., Adebayo, P. F., Olajide, P. A., Atanda, O. O., & Oloke, J. K. (2022). Coinvolgimento dei radicali liberi nell'invecchiamento della membrana cutanea. *World News of Natural Sciences, 43*, 11-37.

Adly, R. M., Ismail, S. S., & Saleh, S. M. A. (2020). Valutazione delle conoscenze e delle pratiche degli infermieri in merito all'applicazione delle precauzioni standard di sicurezza. international Journal of Novel Research in Healthcare and Nursing Vol. 7, Issue 3, pp: 524-543

Al Nahian, M. J., Ghosh, T., Al Banna, M. H., Aseeri, M. A., Uddin, M. N., Ahmed, M. R., ... & Kaiser, M. S. (2021). Verso un sistema di rilevamento delle cadute degli anziani basato sull'accelerometro, utilizzando caratteristiche di serie temporali interdisciplinari. IEEE Access, 9, 39413-39431.

Albasha, N., Ahern, L., O'Mahony, L., McCullagh, R., Cornally, N., McHugh, S., & Timmons, S. (2023). Strategie di attuazione per sostenere gli interventi di prevenzione delle cadute nelle strutture di assistenza a lungo termine per anziani: una revisione sistematica. *BMC geriatrics, 23*(1), 47.

Amarya, S., Singh, K. e Sabharwal, M. (2018). Processo di invecchiamento e cambiamenti fisiologici. In Gerontologia. IntechOpen.

Amoah, P. A., & Phillips, D. R. (2020). Invecchiamento rurale nei Paesi a basso e medio reddito. In *Gerontologia rurale* (pp. 79-92). Routledge.

Appeadu, M. K., & Bordoni, B. (2022). Cadute e prevenzione delle cadute negli anziani. In StatPearls [Internet]. StatPearls Publishing.

Arslan, Ö., & Tosun, Z. (2022). Confronto delle proprietà psicometriche di tre strumenti di valutazione del rischio di caduta comunemente utilizzati: uno studio osservazionale prospettico per pazienti con ictus. *Argomenti sulla riabilitazione dell'ictus*, 29(6), 430-437.

Asiri, F., ALMohiza, M. A., Faia Aseeri, M., Mehtab Alam, M., Ataalla, S. M., Alqahtani, M., & Alshahrani, A. (2018). Conoscenze e modelli di pratica della prevenzione delle cadute tra gli operatori sanitari a domicilio nel sud dell'Arabia Saudita: uno studio osservazionale. Journal of international medical research, 46(12), 5062-5073.

Ba, H. M., Maasalu, K., & Duy, B. H. (2022). Ridurre le cadute tra gli anziani asiatici che vivono in comunità attraverso i programmi di prevenzione delle cadute: Una revisione integrativa. *Pacific Rim International Journal of Nursing Research*, 26(4), 658-673.

Băjenaru, L., Marinescu, I. A., Dobre, C., Drăghici, R., Herghelegiu, A. M., & Rusu, A. (2020). Identificare i bisogni degli anziani per le soluzioni assistive personalizzate nel sistema sanitario rumeno. Studi di Informatica e Controllo, 29(3), 363-372.

Baker, J., de Laat, D., Kruger, E., McRae, S., Trung, S., Zottola, C., & Hunter, S. W. (2022). Misure affidabili e valide per la valutazione clinica dell'equilibrio e dell'andatura negli anziani con demenza: una revisione sistematica. *European Journal of Physiotherapy*, *24*(2), 85-96.

Baniasadi, T. (2023). Fattori di rischio associati alle cadute negli anziani con demenza e malattia di Alzheimers tra gli anziani negli Stati Uniti. medRxiv, 2023-01.

Bataineh, Y. A., Aga, Q. A. A. K., & Hasan, M. K. (2020). Valutazione del protocollo di polifarmacia per gli anziani in Medio Oriente. *Recensioni sistematiche in Farmacia*, *11*(3).

Beauchamp, M. K. (2020). Disturbi dell'equilibrio. In *Riabilitazione polmonare* (pp. 145-152). Taylor & Francis Group, 6000 Broken Sound Parkway NW, Suite 300, Boca Raton, FL 33487-2742: CRC Press.

Beck Jepsen, D., Robinson, K., Ogliari, G., Montero-Odasso, M., Kamkar, N., Ryg, J., & Masud, T. (2022). Prevedere le cadute negli anziani: una revisione degli strumenti di valutazione dell'andatura, dell'equilibrio e della mobilità funzionale. *BMC geriatrics*, *22*(1), 1-27.

Bhardwaj, A., & Chugh, D. (2021). Efficacia del programma di prevenzione delle cadute sulle conoscenze e sulle pratiche di prevenzione delle cadute degli infermieri. *Manipal Journal of Nursing and Health Sciences*, *7*(2), 3.

Bhasin, S., Gill, T. M., Reuben, D. B., Latham, N. K., Ganz, D. A., Greene, E. J., ... & Peduzzi, P. (2020). Studio randomizzato di una strategia multifattoriale per prevenire gravi lesioni da caduta. *New England Journal of Medicine*, *383*(2), 129-140.

Brandão, M. A. G., Barros, A. L. B. L. D., Caniçali, C., Bispo, G. S., & Lopes, R. O. P. (2019). Le teorie infermieristiche nell'espansione concettuale delle buone pratiche infermieristiche. Revista Brasileira de Enfermagem, 72, 577-581.

Buková, A., Kováčiková, Z., Sarvestan, J., Neumannová, K., Pecho, J., & Zemková, E. (2023). L'avanzare dell'età è associato a un controllo dell'equilibrio mediolaterale più compromesso dopo un compito di step down. *Andatura e Postura*, *100*, 165-170.

Bullard, T., Ji, M., An, R., Trinh, L., Mackenzie, M., & Mullen, S. P. (2019). Una revisione sistematica e una meta-analisi dell'adesione agli interventi di attività fisica tra tre condizioni croniche: cancro, malattie cardiovascolari e diabete. *BMC public health*, *19*(1), 1-11.

Campani, D., Caristia, S., Amariglio, A., Piscone, S., Ferrara, L. I., Barisone, M., ... & Gruppo di lavoro IPEST. (2021).

Modifica dei rischi domestici e ambientali per la prevenzione delle cadute negli anziani. Public health nursing (Boston, Mass.), 38(3), 493.

Campbell, L. A., Harmon, M. J., Joyce, B. L., & Little, S. H. (2020). Competenze infermieristiche di salute pubblica e di comunità della Quad Council Coalition: Costruire il consenso attraverso la collaborazione. Infermieristica della sanità pubblica, 37(1), 96-112.

Carrasco, C., Tomas-Carus, P., Bravo, J., Pereira, C., & Mendes, F. (2020). Comprendere i fattori di rischio di caduta negli anziani che vivono in comunità: Uno studio trasversale. *International journal of older people nursing, 15*(1), e12294.

Centri per il controllo e la prevenzione delle malattie. (2020). Prevenzione delle cadute negli anziani STEADI: Risorse per pazienti e caregiver. Disponibile all'indirizzo

CH, S., & Kumari RA, G. S. (2023). Influenza della solitudine sulla depressione tra gli anziani che vivono a Chennai. *Indian Journal of Gerontology, 37*(3).

Chandrasekaran, S., Hibino, H., Gorniak, S. L., Layne, C. S., & Johnston, C. A. (2021). La paura di cadere: una barriera significativa negli approcci di prevenzione delle cadute. *American journal of lifestyle medicine, 15*(6), 598-601.

Changbanchong, T., & Thamchuto, W. (2022). L'efficacia del programma di esercizi per promuovere la salute degli anziani con 5 punti di forza. *Journal of Academic and Innovation in Social, 4*(1), 31-42.

Chen, Y., Zhang, Y., Guo, Z., Bao, D., & Zhou, J. (2021). Confronto tra gli effetti dell'intervento exergame e dell'allenamento fisico tradizionale sul miglioramento dell'equilibrio e sulla prevenzione delle cadute negli anziani sani: una revisione sistematica e una meta-analisi. *Journal of neuroengineering and rehabilitation*, *18*(1), 1-17.

Chidume, T. (2021). Promuovere l'educazione e la consapevolezza della prevenzione delle cadute degli anziani in un contesto comunitario: Un intervento guidato da un'infermiera. *Ricerca infermieristica applicata*, *57*, 151392.

Chinh, N. T. M., Ngoc, P. T. B., Loi, N. M., Hang, D. T. T., Huy, D. T. N., & Van Tung, P. (2021). Approfondimento dell'analisi sulla prevenzione del rischio di caduta con le conoscenze e le pratiche degli infermieri e del personale infermieristico. *Sys Rev Pharm*, *12*(3), 308-313.

Cho, M. Y., & Jang, S. J. (2020). Conoscenza, atteggiamento e pratiche di prevenzione delle cadute degli infermieri negli ospedali della Corea del Sud: un'indagine trasversale. BMC nursing, 19(1), 1-8.

Choi, W. J. (2022). Comprensioni e tecnologie attuali per la prevenzione della frattura dell'anca legata alle cadute negli anziani. *Phys Ther*, *28*(3), 161-167.

Cristina, N. M., & Lucia, D. A. (2021). Nutrizione e invecchiamento sano: Prevenzione e trattamento delle malattie gastrointestinali. *Nutrienti*, *13*(12), 4337.

Cruz, A. D. O., Santana, S. M. M., Costa, C. M., Gomes da Costa, L. V., & Ferraz, D. D. (2020). Prevalenza di cadute negli anziani fragili che utilizzano dispositivi di assistenza ambulatoriale: uno studio comparativo. *Disabilità e riabilitazione: Tecnologia Assistiva*, *15*(5), 510-514.

Cuevas-Trisan, R. (2019). Problemi di equilibrio e rischi di caduta negli anziani. *Clinics in geriatric medicine*, *35*(2), 173-183.

Curtis, D. A., Lin, G. H., Rajendran, Y., Gessese, T., Suryadevara, J., & Kapila, Y. L. (2021). Considerazioni sulla pianificazione del trattamento nell'adulto anziano con malattia parodontale. *Parodontologia 2000*, *87*(1), 157-165.

Dahlke, S. A., Hunter, K. F., & Negrin, K. (2019). La pratica infermieristica con gli anziani ricoverati in ospedale: Sicurezza e danno. *International Journal of Older People Nursing*, **14**(1), e12220. https://doi.org/10.1111/opn.12220

Dautzenberg, L., Beglinger, S., Tsokani, S., Zevgiti, S., Raijmann, R. C., Rodondi, N., ... & Koek, H. L. (2021). Interventi per prevenire le cadute e le fratture correlate alle cadute negli anziani che vivono in comunità: Una revisione sistematica e una meta-analisi di rete. *Journal of the American Geriatrics Society*, *69*(10), 2973-2984.

Dautzenberg, L., Beglinger, S., Tsokani, S., Zevgiti, S., Raijmann, R. C., Rodondi, N., & Koek, H. L. (2021). Interventi per prevenire le cadute e le fratture correlate alle cadute negli anziani che vivono in comunità: Una revisione sistematica e una meta-analisi di rete. *Journal of the American Geriatrics Society*, *69*(10), 2973-2984.

De La Cuesta-Benjumea, C., Lidón-Cerezuela, B., Abad-Corpa, E., Meseguer-Liza, C., & Arredondo-González, C. P. (2021). Gestire e mantenere il controllo: Una sintesi qualitativa delle strategie del personale infermieristico e assistenziale per prevenire le cadute degli anziani. *Journal of advanced nursing*, *77*(7), 3008-3019.

de Oliveira, S. L. F., de Jesus Francisco, T., Santos, H. M., Cesar, A. N., & de Lima, P. R. (2019). Fatores de risco para quedas em idosos no domicilio: um olhar para a prevenção/Fattori di rischio per le cadute nelle case degli anziani: uno sguardo alla prevenzione. *Brazilian Journal of Health Review*, *2*(3), 1568-1595.

Delle Fave, A., Bassi, M., Boccaletti, E. S., Roncaglione, C., Bernardelli, G., & Mari, D. (2018). Promuovere il benessere nella terza età: I benefici psicologici di due programmi di allenamento di attività fisica adattata. Frontiere della psicologia, 9, 828.

Denfeld, Q. E., Turrise, S., MacLaughlin, E. J., Chang, P. S., Clair, W. K., Lewis, E. F., & Comitato American Heart Association Cardiovascular Disease in Older Populations del Consiglio di Cardiologia Clinica e del Consiglio di Infermieristica Cardiovascolare e Ictus; Consiglio sullo Stile di Vita e la Salute Cardiometabolica; e Consiglio Ictus. (2022). Prevenzione e gestione delle cadute negli adulti con malattie cardiovascolari: Una dichiarazione scientifica dell'American Heart Association. *Circulation: Cardiovascular Quality and Outcomes, 15*(6), e000108.

Dennis, E. A. (2021). Aumentare la consapevolezza delle cadute attraverso la formazione del personale infermieristico (tesi di dottorato, Walden University).

Diao, Y., Lou, N., Liang, S., Zhang, Y., Ning, Y., Li, G., & Zhao, G. (2021). Un nuovo sistema di test di salita e discesa temporizzata adattabile all'ambiente per la valutazione del rischio di caduta con sensori inerziali indossabili. *IEEE Sensors Journal, 21*(16), 18287-18297.

Dolezel, J., Zelenikova, R., Finotto, S., Mecugni, D., Patelarou, A., Panczyk, M., ... & Jarosova, D. (2021). Competenze fondamentali di pratica basata sulle evidenze e risultati di apprendimento per gli infermieri europei: Dichiarazioni di consenso. Worldviews on Evidence-Based Nursing, 18(3), 226-233.

Dourado Júnior, F. W., Moreira, A. C. A., Salles, D. L., & Silva, M. A. M. D. (2022). Interventi per prevenire le cadute negli anziani nell'assistenza primaria: una revisione sistematica. *Acta Paulista de Enfermagem, 35*.

Duc, M., Mittaz Hager, A. G., Zemp, D., Roulet, G., Bridel, A., & Hilfiker, R. (2022). Le pratiche attuali dei fisioterapisti in Svizzera per quanto riguarda la valutazione del rischio di caduta per gli anziani che vivono in comunità: Un'indagine nazionale trasversale. *F1000Research*, *11*, 513.

Duhn, L., Godfrey, C. e Medves, J. (2020). Scoping review degli atteggiamenti dei pazienti sul loro ruolo e sui comportamenti per garantire un'assistenza sicura a livello di cure dirette. *Aspettative di salute*, *23*(5), 979-991.

Dumitrache, C. G., Rubio, L., & Cordón-Pozo, E. (2019). Invecchiamento di successo negli anziani spagnoli: il ruolo delle risorse psicosociali. Psicogeriatria internazionale, 31(2), 181-191.

EKONG, U. B., & EYO, E. B. (2023). Valutazione dell'intervento di terapia familiare e salute degli anziani: implicazioni, campagna e iniziative. *International journal of eminent scholars*, (9) 1, 2659-1057.

Elbasiony, A., Basal, A. E., Tag El-din, E. L., & ShabanAysha, Z. M. (2021). Effetto dell'implementazione di strategie di prevenzione delle cadute sulle prestazioni degli infermieri presso l'Unità di Terapia Intensiva per le Malattie Neurologiche. Tanta Scientific Nursing Journal, 23(4), 9-29.

Esechie, A., Bhardwaj, A., Masel, T., & Raji, M. (2019). Sequele neurocognitive delle lesioni da ustione negli anziani. *Journal of clinical neuroscience*, *59*, 1-5.

Figueiredo, A. E. B., Ceccon, R. F., & Figueiredo, J. H. C. (2021). Le malattie croniche non trasmissibili e le loro implicazioni nella vita delle persone anziane dipendenti. *Ciencia & saude coletiva, 26*, 77-88.

Forlenza, O. V., & Vallada, H. (2018). Spiritualità, salute e benessere negli anziani. Psicogeriatria Internazionale, 30(12), 1741-1742.

Fragala, M. S., Cadore, E. L., Dorgo, S., Izquierdo, M., Kraemer, W. J., Peterson, M. D., & Ryan, E. D. (2019). Allenamento di resistenza per gli anziani: dichiarazione di posizione della National Strength and Conditioning Association. *Il Journal of Strength & Conditioning Research, 33*(8).

Fukada, M. (2018). Competenza infermieristica: Definizione, struttura e sviluppo. Yonago acta medica, 61(1), 001-007.

Fulmer, T., Mate, K. S., & Berman, A. (2019). L'imperativo del sistema sanitario age-friendly. Journal of the American Geriatrics Society, 66(1), 22-24.

Ganabathi, M., Mariappan, U., & Mustafa, H. (2017). Conoscenza, atteggiamento e pratiche degli infermieri sulla prevenzione delle cadute nell'ospedale King Abdul Aziz, Regno dell'Arabia Saudita. Nur Primary Care, 1(5), 1-6.

Ganz, D. A., & Latham, N. K. (2020). Prevenzione delle cadute negli anziani che vivono in comunità. *New England journal of medicine, 382*(8), 734-743.

Guan, L., Liu, Q., Chen, D., Chen, C., & Wang, Z. (2022). Perdita dell'udito, depressione e utilizzo di servizi medici tra gli anziani: prove dalla Cina. *Salute Pubblica, 205,* 122-129.

Gulia, K. K., & Kumar, V. M. (2018). Disturbi del sonno negli anziani: una sfida crescente. Psicogeriatria, 18(3), 155-165.

Gupta, S. (2019). Conoscenza tra gli infermieri della prevenzione delle cadute in ospedale

Ha, V. T., Nguyen, T. N., Nguyen, T. X., Nguyen, H. T. T., Nguyen, T. T. H., Nguyen, A. T., Pham, T., & Vu, H. T. T. (2021). Prevalenza e fattori associati alle cadute tra i pazienti anziani fuori casa. *International journal of environmental research and public health, 18*(8), 4041. https://doi.org/10.3390/ijerph18084041

Habiballa, L., Salmonowicz, H., & Passos, J. F. (2019). Mitocondri e senescenza cellulare: implicazioni per l'invecchiamento muscolo-scheletrico. Biologia e Medicina dei Radicali Liberi, 132, 3-10.

Haider, S., Grabovac, I., & Dorner, T. E. (2019). Effetti degli interventi di attività fisica nelle persone fragili e pre-fragili che vivono in comunità sullo stato di fragilità, sulla forza muscolare, sulle prestazioni fisiche e sulla massa muscolare: una revisione narrativa. *Wiener klinische Wochenschrift, 131,* 244-254.

Halim, A. A., Anas, N., Azmi, A. S., Mohamed, A., Yusoff, A. M. S., Zulkipli, S. N., ... & Noor, A. N. M. R. (2021). Percezioni degli studenti sul sito web islamico di assistenza agli anziani.

Halvachizadeh, S., Hierholzer, C., & Pape, H. C. (2022). Prevenzione delle cadute mediante punteggio autogestito. In *Pazienti anziani traumatizzati: Un approccio integrato* (pp. 101-105). Cham: Springer International Publishing.

Han, Y. H., Kim, H. Y., & Hong, H. S. (2020). L'effetto della conoscenza e dell'atteggiamento sulle attività di prevenzione delle cadute tra il personale infermieristico degli ospedali per lungodegenti. Open Journal of Nursing, 10(07), 676.

Hendrich, A. L., Bufalino, A., & Groves, C. (2020). Convalida del Modello di rischio di caduta Hendrich II: L'imperativo di ridurre i fattori di rischio modificabili. *Ricerca infermieristica applicata*, *53*, 151243.

Horová, J., Brabcová, I., & Krocová, J. (2020). Verifica delle conoscenze degli infermieri sulla prevenzione delle cadute. Journal of Nursing, Social Studies, Public Health and Rehabilitation, volume 11, numero: 3-4.

https://www.cdc.gov/steadi/steadi-rx.html (2022, data dell'ultimo accesso).

Hu, B., Rodrigues, R., Wittenberg, R., & Rhee, Y. (2023). Assistenza a lungo termine per gli anziani: Una prospettiva globale. *Frontiers in Public Health*, *11*, 1178397.

Ie, K., Chou, E., Boyce, R. D., & Albert, S. M. (2021). Farmaci che aumentano il rischio di caduta, polifarmacia e cadute tra gli anziani a basso reddito che vivono in comunità. Innovazione nell'invecchiamento, 5(1), igab001.

Ikhioya, G. O. (2019). Invecchiamento, benessere e salute: Ogni altra persona è diversa. 1 (2), 80-84

Innab, A. M. (2022). Le percezioni degli infermieri sui fattori di rischio di caduta e sulle strategie di prevenzione delle cadute nelle strutture di assistenza per acuti in Arabia Saudita. Nursing open, 9(2), 1362-1369.

Izquierdo, M., Merchant, R. A., Morley, J. E., Anker, S. D., Aprahamian, I., Arai, H., & Singh, M. F. (2021). Raccomandazioni internazionali sull'esercizio fisico negli anziani (ICFSR): linee guida di consenso degli esperti. *La rivista di nutrizione, salute e invecchiamento*, *25*(7), 824-853.

James, K. M., Ravikumar, D., Myneni, S., Sivagnanam, P., Chellapandian, P., Manickaraj, R. G. J., ... & Surapaneni, K. M. (2022). Conoscenze, atteggiamenti sulle cadute e consapevolezza dei fattori di rischio di caduta dei pazienti ospedalizzati tra gli infermieri che lavorano in ospedali di cura terziaria .AIMS Medical Science, 9(2): 304-321.

Joseph, A., Kumar, D., & Bagavandas, M. (2019). Una revisione dell'epidemiologia delle cadute tra gli anziani in India. Indian journal of community medicine: pubblicazione ufficiale dell'Associazione indiana di medicina preventiva e sociale, 44(2), 166.

Kallergi, E., & Nikoletopoulou, V. (2021). Macroautofagia e invecchiamento normale del sistema nervoso: Lezioni dai modelli animali. Stress cellulare, 5(10), 146.

Khan, M. N. H., Kabir, M. I., & Khan, F. Z. (2020). Indice di massa corporea e problemi di salute geriatrica comuni tra gli anziani in pensione delle forze armate. Journal of Preventive and Social Medicine, 39(1), 14-20.

Khatoon, J. (2022). L'invecchiamento e il suo impatto sulla fiducia in se stessi. *Bayan College International Journal of Multidisciplinary Research*, 2(2), 14-17.

KILIÇ, M., & UZUNÇAKMAK, T. (2022). La salute e lo stato sociale degli anziani: un'analisi multivariata. Estüdam halk sağlığı dergisi, 7(1), 26-41.

Kim, S. H., & Seo, J. M. (2017). Conoscenza, atteggiamento verso le cadute e attività di prevenzione delle cadute degli infermieri ospedalieri geriatrici. Journal of Korean Gerontological Nursing, 19(2), 81-91.

Kim, Y. L., & Jeong, S. H. (2015). Effetti degli interventi infermieristici per la prevenzione delle cadute nei pazienti ospedalizzati: Una meta-analisi. Journal of Korean Academy of Nursing, 45(4), 469-482.

King, B., Pecanac, K., Krupp, A., Liebzeit, D., & Mahoney, J. (2018). Impatto della prevenzione delle cadute sul personale infermieristico e sull'assistenza ai pazienti a rischio di caduta. Il Gerontologo, 58(2), 331-340.

Koistinen, S., Olai, L., Ståhlnacke, K., Fält, A., & Ehrenberg, A. (2020). Qualità di vita legata alla salute orale e fattori associati tra gli anziani in assistenza a breve termine. *Rivista internazionale di igiene dentale*, *18*(2), 163-172.

La Porta, F., Lullini, G., Caselli, S., Valzania, F., Mussi, C., Tedeschi, C., ... & Gruppo PRECISA. (2022). Efficacia di un programma di prevenzione delle cadute personalizzato, multicomponente e multifattoriale, in una popolazione mista di anziani che vivono in comunità, con ictus, morbo di Parkinson o fragilità, rispetto all'assistenza abituale: Lo studio controllato randomizzato PRE. CISA, uno studio randomizzato e controllato. *Frontiers in Neurology*, *13*, 943918.

Lalla, A., Tarder-Stoll, H., Hasher, L., & Duncan, K. (2022). L'invecchiamento sposta i contributi relativi della memoria episodica e semantica al processo decisionale. *Psicologia e Invecchiamento,* *37*(6), 667-680. https://doi.org/10.1037/pag0000700

Lamb, S. E., Bruce, J., Hossain, A., Ji, C., Longo, R., Lall, R., ... & Underwood, M. (2020). Screening e intervento per prevenire cadute e fratture negli anziani. *New England journal of medicine*, *383*(19), 1848-1859.

Lapumnuaypol, K., Thongprayoon, C., Wijarnpreecha, K., Tiu, A., & Cheungpasitporn, W. (2019). Rischio di caduta nei pazienti che assumono inibitori della pompa protonica: una meta-analisi. *QJM: Rivista Internazionale di Medicina, 112*(2), 115-121.

Lee, J. M. L., Ang, S., & Chan, A. (2021). La paura del crimine è associata alla solitudine tra gli anziani di Singapore: Differenze di genere ed etniche. *Assistenza sanitaria e sociale nella comunità, 29*(5), 1339-1348.

Lemoine, M. (2020). Definire l'invecchiamento. *Biologia & Filosofia, 35*(5), 46.

Lemoyne, S. E., Herbots, H. H., De Blick, D., Remmen, R., Monsieurs, K. G., & Van Bogaert, P. (2019). Appropriatezza del trasferimento dei residenti delle case di cura ai dipartimenti di emergenza: una revisione sistematica. *BMC geriatrics, 19*(1), 1-9.

Lin, P., LaMonica, H. M., Naismith, S. L., & Mowszowski, L. (2020). Strategie di compensazione della memoria nelle persone anziane con lieve deterioramento cognitivo. *Journal of the International Neuropsychological Society, 26*(1), 86-96.

Lin, Y. H., Chen, H. C., Hsu, N. W., & Chou, P. (2020). Convalida delle misure globali di salute e felicità auto-valutate tra le persone anziane nello Studio Yilan, Taiwan. *Frontiers in Public Health, 8*, 346.

Liu-Ambrose, T., Davis, J. C., Best, J. R., Dian, L., Madden, K., Cook, W., & Khan, K. M. (2019). Effetto di un programma di esercizi a domicilio sulle cadute successive tra gli anziani ad alto rischio che vivono in comunità dopo una caduta: uno studio clinico randomizzato. *Jama, 321*(21), 2092-2100.

Lohse, K. R., Dummer, D. R., Hayes, H. A., Carson, R. J., & Marcus, R. L. (2021). Combinazione dell'AM-PAC "6-click" e della Morse Fall Scale per prevedere le persone a rischio di cadute in un ospedale di riabilitazione. *Archivi di Medicina Fisica e Riabilitazione, 102*(12), 2309-2315.

López-García, M., Rubio, L., Martin-de-Las-Heras, S., Suárez, J., Pérez-Cárceles, M. D., & Martin-Martin, J. (2022). Strumenti per misurare le competenze e le conoscenze di medici e studenti di medicina in cure palliative: Una revisione sistematica delle proprietà psicometriche. Medical Teacher, 1-13.

Lopez, M., Ma, C., Aavik, L., & Cortes, T. A. (2023). Implementazione di un programma di miglioramento della qualità per ridurre le cadute e aumentare la soddisfazione dei pazienti per i farmaci in un centro medico accademico. Infermieristica geriatrica, 49, 207-211.

Lu, W., Pikhart, H., & Sacker, A. (2019). Domini e misure dell'invecchiamento sano negli studi epidemiologici: Una revisione. The Gerontologist, 59(4), e294-e310.

Lys, R., Belanger, E., & Phillips, S. P. (2019). Miglioramento dell'umore nonostante il peggioramento della salute fisica negli anziani: Risultati dell'International Mobility in Aging Study (IMIAS). *Plos one, 14*(4), e0214988.

Lyu, H., Dong, Y., Zhou, W., Wang, C., Jiang, H., Wang, P., & Sun, Y. (2022). Incidenza e caratteristiche cliniche delle lesioni da caduta tra i pazienti anziani ricoverati in un ospedale terziario di grado A nella provincia di Shandong dal 2018 al 2020. *BMC geriatrics, 22*(1), 1-10.

Mackey, A. e Bassendowski, S. (2017). La storia della pratica basata sulle evidenze nella formazione e nella pratica infermieristica. Journal of Professional Nursing, 33(1), 51-55.

Maduro, A. T., Luís, C., & Soares, R. (2021). Invecchiamento, senescenza cellulare e impatto della dieta: una panoramica. Porto Biomedical Journal, 6(1).

Meekes, W. M., Korevaar, J. C., Leemrijse, C. J., & Van de Goor, I. A. (2021). Strumento pratico e validato per valutare il rischio di cadute nell'ambito dell'assistenza primaria: una revisione sistematica. *BMJ open, 11*(9), e045431.

Mehanna, A. (2022). Invecchiamento sano: Esaminando le sfide, le opportunità e gli sforzi per promuovere la salute degli anziani. Giornale dell'Istituto Superiore di Sanità Pubblica, 1-8.

Mehanna, A. (2022). Invecchiamento sano: Esaminando le sfide, le opportunità e gli sforzi per promuovere la salute degli anziani. *Giornale dell'Istituto Superiore di Sanità Pubblica*, 1-8.

Mehdizadeh, S., Sabo, A., Ng, K. D., Mansfield, A., Flint, A. J., Taati, B., & Iaboni, A. (2021). Previsione del rischio di cadute a breve termine in un gruppo ad alto rischio con demenza. *Journal of the American Medical Directors Association, 22*(3), 689-695.

Meher, T., & Gharge, S. (2022). La disabilità visiva e uditiva e la sua associazione con la depressione tra gli individui di mezza età e anziani in India: Prove da uno studio trasversale. *International Journal of Geriatric Psychiatry, 37*(5).

Merchant, R. A., Chan, Y. H., Ling, N., Denishkrshna, A., Lim, Z., & Waters, D. (2023). Associazione della funzione fisica e della composizione corporea con le cadute negli anziani pre-fragili con scarse prestazioni fisiche: Uno studio trasversale. Archivi di Gerontologia e Geriatria, 104957.

Michalcova, J., Vasut, K., Airaksinen, M., & Bielakova, K. (2020). Inclusione del rischio di caduta correlato ai farmaci nello strumento di valutazione del rischio di caduta nelle unità di cura geriatriche. BMC geriatrics, 20(1), 1-11.

Montero-Odasso, M., Van Der Velde, N., Alexander, N. B., Becker, C., Blain, H., Camicioli, R., & Task Force on Global Guidelines for Falls in Older Adults. (2021). Nuovi orizzonti nella prevenzione e nella gestione delle cadute negli adulti anziani: un'iniziativa globale. *Età e invecchiamento, 50*(5), 1499-1507.

Montero-Odasso, M., van der Velde, N., Martin, F. C., Petrovic, M., Tan, M. P., Ryg, J., ... & Masud, T. (2022). Linee guida mondiali per la prevenzione e la gestione delle cadute negli adulti anziani: un'iniziativa globale. *Età e invecchiamento, 51*(9), afac205.

Mousavi, S. A., Tahami, E., & Azarnoosh, M. (2021). Sistema di rilevamento delle cadute tramite smartphone e invio della posizione delle persone. In 2020 28th European Signal Processing Conference (EUSIPCO) (pp. 1605-1607). IEEE.

Nadia, P., & Permanasari, V. Y. (2018). Conformità dell'infermiere per la valutazione del rischio di caduta come procedura di sicurezza del paziente: Una revisione sistematica. KnE Life Sciences, 207-219.

Nahian, M., Raju, M. H., Tasnim, Z., Mahmud, M., Ahad, M. A. R., & Kaiser, M. S. (2021). Rilevamento delle cadute senza contatto per gli anziani. In Analisi dell'attività umana senza contatto (pp. 203-235). Springer, Cham.

Nair, S., Sawant, N., Thippeswamy, H., & Desai, G. (2021). Questioni di genere nell'assistenza agli anziani: Una revisione narrativa. Indian Journal of Psychological Medicine, 43(5_suppl), S48-S52.

Nakahata, N., Nakamura, T., Kawarabayashi, T., Seino, Y., Ichii, S., Ikeda, Y., & Shoji, M. (2021). Declino cognitivo legato all'età e prevalenza del lieve deterioramento cognitivo nel progetto di promozione della salute di Iwaki. *Journal of Alzheimer's Disease, 84*(3), 1233-1245.

Nazarko, L. (2023). Assistenza e trattamento dopo una caduta. *British Journal of Healthcare Assistants*, *17*(4), 142-148.

Negash, N. A. (2022). Valutazione della pratica auto-riferita degli infermieri verso la prevenzione delle cadute e i suoi fattori associati in un ospedale etiope; studio trasversale. International journal of orthopaedic and trauma nursing, 46, 100960.

Nigalye, A. K., Hess, K., Pundlik, S. J., Jeffrey, B. G., Cukras, C. A., & Husain, D. (2022). L'adattamento al buio e il suo ruolo nella degenerazione maculare legata all'età. *Journal of Clinical Medicine*, *11*(5), 1358.

Nishita, Y., Sala, G., Shinohara, M., Tange, C., Ando, F., Shimokata, H., ... & Otsuka, R. (2022). Effetti del genotipo APOEε4 sul cambiamento delle funzioni cognitive associato all'età tra gli adulti giapponesi di mezza età e anziani: Uno studio di follow-up di 20 anni. *Gerontologia sperimentale*, 112036.

O'Connor, S., Gasteiger, N., Stanmore, E., Wong, D. C., & Lee, J. J. (2022). Intelligenza artificiale per la gestione delle cadute nell'assistenza agli anziani: Una revisione approfondita del ruolo degli infermieri. *Journal of nursing management*, *30*(8), 3787-3801.

Ojo, E. O., & Thiamwong, L. (2022). Effetti dei programmi di prevenzione delle cadute guidati da infermieri per gli anziani: una revisione sistematica. *Pacific Rim international journal of nursing research*, *26*(3), 417.

Onuekwusi, K. O. (2021). Interventi infermieristici per ridurre le cadute tra gli anziani che assumono agenti polifarmaceutici (tesi di dottorato, Walden University).

Padilha, J. M., Machado, P. P., Ribeiro, A., Ramos, J., & Costa, P. (2019). Simulazione virtuale clinica nella formazione infermieristica: studio controllato randomizzato. Journal of medical Internet research, 21(3), e11529.

Papalia, G. F., Papalia, R., Diaz Balzani, L. A., Torre, G., Zampogna, B., Vasta, S., & Denaro, V. (2020). Gli effetti dell'esercizio fisico sull'equilibrio e sulla prevenzione delle cadute negli anziani: Una revisione sistematica e una meta-analisi. *Giornale di medicina clinica, 9*(8), 2595.

Pater, R. (2022). Non ci caschi. *Sicurezza professionale, 67*(2), 30-36.

Perry, M. (2020). Malattie oculari negli anziani: fattori di rischio e trattamenti. *Journal of Community Nursing, 34*(3).

Peter, R. M., Joseph, A., John, K. R., & Logaraj, M. (2019). Uno studio caso-controllo basato sulla comunità sul rischio di caduta tra gli anziani nel blocco rurale di Kattankulathur, Tamil Nadu. Indian Journal of Community Medicine: Official Publication of Indian Association of Preventive & Social Medicine, 44(3), 277.

Purnamasari, N., Bachtiar, F., & Puspitha, A. (2020). L'efficacia dell'allenamento motorio-cognitivo a doppio compito per ridurre il rischio di cadute negli anziani. *Enfermería Clínica*, *30*, 317-321.

Raya, A. (2019). La Gerarchia dei Bisogni di Maslow riflessa da Nadine Franklin in The Edge Of Seventeen di Kelly Fremon Craig (tesi di dottorato, UNIVERSITÀ DIPONEGORO).

Razon, A. H., Haque, M. I., Ahmed, M. F., & Ahmad, T. (2022). Valutazione delle abitudini alimentari, dello stato nutrizionale e delle complicanze sanitarie comuni degli anziani che vivono nelle aree rurali del Bangladesh. *Heliyon*, *8*(2).

Reddy, R. S., Alkhamis, B. A., Kirmani, J. A., Uddin, S., Ahamed, W. M., Ahmad, F., & Raizah, A. (2023, luglio). Declino correlato all'età nella propriocezione cervicale e sua correlazione con la mobilità funzionale e i limiti di stabilità valutati con la posturografia computerizzata: Uno studio trasversale di confronto tra adulti anziani (65+ anni) e giovani. In *Healthcare* (Vol. 11, No. 13, p. 1924). MDPI.

Reynolds 3rd, C. F., Jeste, D. V., Sachdev, P. S., & Blazer, D. G. (2022). Cura della salute mentale per gli adulti anziani: recenti progressi e nuove direzioni nella pratica clinica e nella ricerca. *World Psychiatry*, *21*(3), 336-363.

Ries, J. D., & Carroll, M. (2022). Fattibilità di un programma di esercizi di Otago in piccoli gruppi per gli anziani affetti da demenza. *Geriatria*, *7*(2), 23.

Riis, J., Byrgesen, S. M., Kragholm, K. H., Mørch, M. M., & Melgaard, D. (2020). Validità della passerella GAITRite rispetto ai test funzionali di equilibrio per la valutazione del rischio di caduta nei pazienti geriatrici ambulatoriali. *Geriatria*, *5*(4), 77.

Rychtaříková, J. (2019). Percezione dell'invecchiamento della popolazione e discriminazione per età nei Paesi dell'Unione Europea. *Popolazione ed Economia*, *3*(4), 1-29.

Salvestrini, V., Sell, C., & Lorenzini, A. (2019). L'obesità può accelerare il processo di invecchiamento. Frontiere dell'endocrinologia, 10, 266.

Sattar, S., Kenis, C., Haase, K., Burhenn, P., Stolz-Baskett, P., Milisen, K., & Puts, M. T. (2020). Cadute nei pazienti anziani con cancro: Documento di revisione del Nursing and Allied Health Group of International Society of Geriatric Oncology. *Journal of Geriatric Oncology*, *11*(1), 1-7.

Schoberer, D., Breimaier, H. E., Zuschnegg, J., Findling, T., Schaffer, S., & Archan, T. (2022). Prevenzione delle cadute negli ospedali e nelle case di cura: Linea guida di pratica clinica. *Worldviews on Evidence-Based Nursing*, *19*(2), 86-93.

Schoene, D., Heller, C., Aung, Y. N., Sieber, C. C., Kemmler, W., & Freiberger, E. (2019). Una revisione sistematica sull'influenza della paura di cadere sulla qualità della vita nelle persone anziane: esiste un ruolo per le cadute? *Interventi clinici nell'invecchiamento*, 701-719.

Sena, A. C. D., Alvarez, A. M., Nunes, S. F. L., & Costa, N. P. D. (2021). L'assistenza infermieristica relativa alla prevenzione delle cadute tra gli anziani ospedalizzati: una revisione integrativa. Revista Brasileira de Enfermagem, 74.

Seppala, L. J., Petrovic, M., Ryg, J., Bahat, G., Topinkova, E., Szczerbińska, K., & Van der Velde, N. (2021). STOP Fall (strumento di screening delle prescrizioni per anziani ad alto rischio di caduta): uno studio Delphi del gruppo EuGMS task and finish sui farmaci che aumentano il rischio di caduta. *Età e invecchiamento*, *50*(4), 1189-1199.

Seppala, L. J., Petrovic, M., Ryg, J., Bahat, G., Topinkova, E., Szczerbińska, K., & Van der Velde, N. (2021). STOPPFall (strumento di screening delle prescrizioni per anziani ad alto rischio di caduta): uno studio Delphi del gruppo EuGMS task and finish sui farmaci che aumentano il rischio di caduta. *Età e invecchiamento*, *50*(4), 1189-1199.

Sharif, S. I., Al-Harbi, A. B., Al-Shihabi, A. M., Al-Daour, D. S., & Sharif, R. S. (2018). Cadute negli anziani: valutazione della prevalenza e dei fattori di rischio. Pharmacy Practice (Granada), 16(3).

Sharma, V., & Mehdi, M. M. (2023). Stress ossidativo, infiammazione e ormesi: Il ruolo delle modifiche della dieta e dello stile di vita sull'invecchiamento. *Neurochimica Internazionale*, 105490.

Shehabi, A. M., Prendergast, G., Guest, H., & Plack, C. J. (2022). L'effetto dell'esposizione al rumore nel corso della vita e dell'invecchiamento sulla capacità di percezione del parlato nel rumore e sui sintomi uditivi auto-riferiti: Uno studio online. *Frontiers in aging neuroscience*, *14*, 890010.

Sherrington, C., Fairhall, N., Kwok, W., Wallbank, G., Tiedemann, A., Michaleff, Z. A., & Bauman, A. (2020). Prove sull'attività fisica e la prevenzione delle cadute per le persone di età superiore ai 65 anni: revisione sistematica per informare le linee guida dell'OMS sull'attività fisica e il comportamento sedentario. *Rivista internazionale di nutrizione comportamentale e attività fisica*, *17*(1), 1-9.

Shirgaokar, M., Dobbs, B., Anderson, L., & Hussey, E. (2020). Gli anziani delle zone rurali fanno meno viaggi rispetto alle loro controparti urbane per mancanza di un passaggio? *Journal of Transport Geography*, *87*, 102819.

Simamora, R. H., & Siregar, C. T. (2019). Conoscenze degli infermieri sulla prevenzione del rischio di caduta dei pazienti nella stanza di degenza di un ospedale privato a Medan. Indian Journal of Public Health Research & Development, 10(10).

Sinuraya, E. (2016). Conoscenza delle cadute e pratiche di prevenzione delle cadute da parte degli infermieri per gli anziani ricoverati a Medan, Indonesia (tesi di dottorato, Università Prince of Songkla).

Song, Y., & McCreary, L. L. (2020). Le competenze autovalutate dagli infermieri neolaureati: Una revisione integrativa. Formazione infermieristica nella pratica, 45, 102801.

Stentagg, M., Skär, L., Berglund, J. S., & Lindberg, T. (2021). Studio trasversale dell'attività e della soddisfazione sessuale tra gli adulti anziani di età superiore ai 60 anni. *Medicina sessuale*, *9*(2), 100316-100316.

Stompór, M., Grodzicki, T., Stompór, T., Wordliczek, J., Dubiel, M., & Kurowska, I. (2019). Prevalenza del dolore cronico, in particolare con componente neuropatica, e suo effetto sul funzionamento generale dei pazienti anziani. *Medical science monitor: rivista medica internazionale di ricerca sperimentale e clinica*, *25*, 2695.

Strini, V., Schiavolin, R., & Prendin, A. (2021). Scale di valutazione del rischio di caduta: una revisione sistematica della letteratura. Rapporti infermieristici, 11(2), 430-443.

Strini, V., Schiavolin, R., & Prendin, A. (2021). Scale di valutazione del rischio di caduta: Una revisione sistematica della letteratura. *Rapporti infermieristici*, *11*(2), 430-443.

Strini, V., Schiavolin, R., & Prendin, A. (2021). Scale di valutazione del rischio di caduta: Una revisione sistematica della letteratura. *Rapporti infermieristici*, *11*(2), 430-443.

Strutz, N., Brodowski, H., Kiselev, J., Heimann-Steinert, A., & Müller-Werdan, U. (2022). Valutazione basata su app del rischio di caduta degli anziani con l'applicazione mHealth Lindera Mobility Analysis: Studio esplorativo. *JMIR Aging*, *5*(3), e36872.

Su, F. Y., Fu, M. L., Zhao, Q. H., Huang, H. H., Luo, D., & Xiao, M. Z. (2021). Analisi dei costi di ospedalizzazione correlati alle lesioni da caduta nei pazienti anziani. World journal of clinical cases, 9(6), 1271.

Subramanian, M. S., Singh, V., Chatterjee, P., Dwivedi, S. N., & Dey, A. B. (2020). Prevalenza e predittori di cadute in una popolazione anziana in cerca di salute: Uno studio ambulatoriale. *Aging Medicine*, *3*(1), 28-34.

Susanti R. (2015). Correlazione tra le conoscenze degli infermieri e l'obbedienza all'attuazione della procedura operativa standard: Diminuire il rischio di lesioni da caduta nel reparto adulti. 13(19).

Taylor, S. F., Coogle, C. L., Cotter, J. J., Welleford, E. A., & Copolillo, A. (2019). L'adesione degli anziani che vivono in comunità alle raccomandazioni ambientali per la prevenzione delle cadute. *Journal of Applied Gerontology*, *38*(6), 755-774.

Teixeira, D. K. D. S., Andrade, L. M., Santos, J. L. P., & Caires, E. S. (2019). Cadute tra gli anziani: limitazioni ambientali e perdite funzionali. *Revista Brasileira de Geriatria e Gerontologia*, *22*.

Thomas, E., Battaglia, G., Patti, A., Brusa, J., Leonardi, V., Palma, A., & Bellafiore, M. (2019). Programmi di attività fisica per l'equilibrio e la prevenzione delle cadute negli anziani: Una revisione sistematica. Medicina, 98(27).

Thomas, E., Battaglia, G., Patti, A., Brusa, J., Leonardi, V., Palma, A., & Bellafiore, M. (2019). Programmi di attività fisica per l'equilibrio e la prevenzione delle cadute negli anziani: Una revisione sistematica. *Medicina, 98*(27).

Tough, D., Batterham, A., Loughran, K., Robinson, J., Dixon, J., Ryan, C. G., ... & Harrison, S. L. (2021). L'associazione tra il cancro diagnosticato di recente e l'incidenza di cadute negli anziani: Uno studio esplorativo. Pratica e Ricerca in Fisioterapia, (Preprint), 1-9.

Tsai, Y. J., Yang, P. Y., Yang, Y. C., Lin, M. R., & Wang, Y. W. (2020). Prevalenza e fattori di rischio delle cadute tra gli anziani che vivono in comunità: risultati di tre ondate consecutive dell'indagine nazionale sulla salute a Taiwan. *BMC geriatrics, 20*(1), 1-11.

Vale, T. C., Cardoso, F. E. C., da Silva, D. J., Resende, E. D. P. F., Maia, D. P., Cunningham, M. C. Q., ... & Barbosa, M. T. (2023). Correlati clinici e funzionali del parkinsonismo in un campione di popolazione di persone di età superiore ai 75 anni: lo studio Pietà. *BMC neurology, 23*(1), 276.

Valieiny, N., Poorcheraghi, H., & Pashaeypoor, S. (2022). Interventi infermieristici nella prevenzione delle cadute negli anziani; uno studio di revisione integrata. *Journal of Gerontology, 6*(4), 14-27.

van der Velde, N., Seppala, L., Petrovic, M., Ryg, J., Tan, M. P., Montero-Odasso, M., ... & Masud, T. (2022). Prevenzione sostenibile delle cadute in Europa: sfide e opportunità. *Ricerca clinica e sperimentale sull'invecchiamento*, *34*(10), 2553-2556.

Van Heghe, A., Mordant, G., Dupont, J., Dejaeger, M., Laurent, M. R., & Gielen, E. (2022). Effetti dei modelli di assistenza ortogeriatrica sugli esiti dei pazienti con frattura dell'anca: una revisione sistematica e una meta-analisi. *Calcified tissue international*, *110*(2), 162-184.

van Loon, I. N., Joosten, H., Iyasere, O., Johansson, L., Hamaker, M. E., & Brown, E. A. (2019). La prevalenza e l'impatto delle cadute nei pazienti anziani in dialisi: Studio Frail elderly Patient Outcomes on Dialysis (FEPOD). *Archivi di gerontologia e geriatria*, *83*, 285-291.

Vincenzo, J. L., Patton, S. K., Lefler, L. L., McElfish, P. A., Wei, J., & Curran, G. M. (2022). Uno studio qualitativo sui facilitatori, le barriere e gli stimoli all'azione degli anziani per impegnarsi nella prevenzione delle cadute, utilizzando i costrutti del modello di credenze sulla salute. *Archivi di gerontologia e geriatria*, *99*, 104610.

Virnes, R. E., Tiihonen, M., Karttunen, N., van Poelgeest, E. P., van der Velde, N., & Hartikainen, S. (2022). Gli oppioidi e il rischio di cadute negli anziani: una revisione narrativa. *Farmaci e invecchiamento*, *39*(3), 199-207.

Walrath, T., Dyamenahalli, K. U., Hulsebus, H. J., McCullough, R. L., Idrovo, J. P., Boe, D. M., ... & Kovacs, E. J. (2021). Cambiamenti legati all'età nell'immunità intestinale e nel microbioma. Journal of Leukocyte Biology, 109(6), 1045-1061.

Wang, L., Zhang, L., Roe, E., Decker, S., Howard, G., Luth, A., ... & Whitman, B. (2022). La conoscenza percepita della prevenzione delle cadute negli infermieri che lavorano negli ospedali per acuti in Cina e negli Stati Uniti. Journal of Patient Safety, 18(2), e580-e584.

Wang, Y., Xu, H., Geng, Z., Geng, G., & Zhang, F. (2023). Demenza e storia della malattia negli anziani della comunità. *BMC Public Health*, *23*(1), 1-11.

Wilson, D. S., Montie, M., Conlon, P., Reynolds, M., Ripley, R., & Titler, M. G. (2016). Le percezioni degli infermieri sull'implementazione di interventi di prevenzione delle cadute per mitigare i fattori di rischio di caduta specifici del paziente. Western Journal of Nursing Research, 38(8), 1012-1034.

Winters, C. A. (Ed.). (2021). Infermieristica rurale: Concetti, teoria e pratica. Società editrice Springer.

Wongsala, M., Anbäcken, E. M., & Rosendahl, S. (2021). Invecchiamento attivo - prospettive sulla salute, la partecipazione e la sicurezza degli anziani nel nord-est della Thailandia - uno studio qualitativo. *BMC geriatrics*, *21*, 1-10.

Yen, D., Cohen, G., Wei, L., & Asaad, Y. (2022). Verso un quadro di pratiche di invecchiamento sano. . Giornale di Ricerca Aziendale, 142, 176-187

Yoo, K. S. (2017). Conoscenza, atteggiamento e attività di prevenzione relative alle cadute tra gli infermieri ospedalieri geriatrici. Journal of Korean Public Health Nursing, 31(3), 436-450.

Young, F., & Maguire, S. (2019). Fisiologia dell'invecchiamento. Anestesia e Medicina Intensiva. 22(6), 77-84.

Zak, M., Sikorski, T., Wasik, M., Courteix, D., Dutheil, F., & Brola, W. (2022). Sindrome di fragilità-rischio di caduta e gestione della riabilitazione con soluzioni tecnologiche di realtà virtuale (VR): Una revisione narrativa della letteratura attuale. *Rivista internazionale di ricerca ambientale e salute pubblica, 19*(5), 2985.

Zaninotto, P., & Steptoe, A. (2022). Studio longitudinale inglese sull'invecchiamento. In *Enciclopedia della gerontologia e dell'invecchiamento della popolazione* (pp. 1671-1678). Cham: Springer International Publishing.

Zhang, L., Ding, Z., Qiu, L., & Li, A. (2019). Cadute e fattori di rischio delle cadute per gli anziani urbani e rurali che vivono in comunità in Cina. *BMC geriatrics, 19*(1), 1-17.

Ridurre le cadute nelle donne anziane

Prof. Dr. Salwa Ahmed Mohamed

Professore di Amministrazione infermieristica, Facoltà di Infermieristica, Università Beni-Suef

Assistente. Prof. Hanan Elzeblawy Hassan

Professore aggiunto di Infermieristica della Maternità e del Neonato

Vicepreside per gli studi post-laurea e gli affari di ricerca, Facoltà di Infermieristica, Università Beni-Suef

Assistente. Prof. Amel AbdElaziem Mohamed

Professore assistente di Infermieristica della famiglia e della comunità, Facoltà di Infermieristica dell'Università Beni-Suef.

Sania Said Ghanem

(B.SC. Infermieristica)

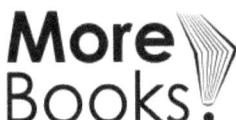

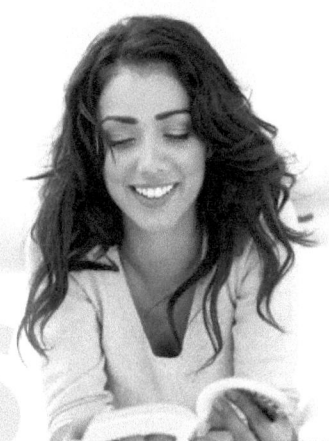

I want morebooks!

Buy your books fast and straightforward online - at one of world's fastest growing online book stores! Environmentally sound due to Print-on-Demand technologies.

Buy your books online at
www.morebooks.shop

Compra i tuoi libri rapidamente e direttamente da internet, in una delle librerie on-line cresciuta più velocemente nel mondo! Produzione che garantisce la tutela dell'ambiente grazie all'uso della tecnologia di "stampa a domanda".

Compra i tuoi libri on-line su
www.morebooks.shop

info@omniscriptum.com
www.omniscriptum.com

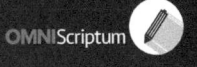

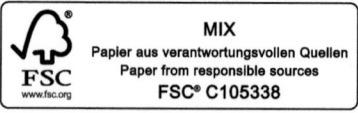

Printed by Books on Demand GmbH, Norderstedt / Germany